KB272754

올바른 산후조리와
산후풍을 탈출하는
한방치료

올바른 산후조리와 산후풍을 탈출하는 한방치료

기치료, 의료기공요법, 자가 기수련법

한의학박사 안상원 지음

이담 Books

　우리나라에서 대다수의 사람들이 따르는 전통 중 하나는 바로 산후조리이다.

　출산한 산모는 시일의 차이는 있지만 최소한 출산 후 삼칠일(21일) 이상의 산후조리 기간을 경험하게 된다.

　언제부터 출산 후 산후조리를 해 왔던 것일까? 산후조리는 왜 해야 하는 것인가?

　산후조리의 적절한 방법들은 어떠한 것들이 있는가? 산후풍이란 질병은 무엇인가? 등등 여러 가지 의문점이 생기며 이에 대한 대답들도 매우 다양하다.

　저자는 지난 15년 동안 산후조리를 하는 많은 산모들과 산후풍 환자들을 진료해 오면서 산후조리의 중요성과 방법 그리고 산후풍의 개념과 치료에 대하여 전문적인 지침이나 책이 필요하다고 생각해 왔다.

　맹목적으로 전통적인 산후조리법을 지키거나 민간요법에

의지하는 것도 문제이며 또한 산후조리나 산후풍을 과거의 비과학적 전통으로 경시하여 결국 여러 가지 질환이 발생하여 고생하는 산모들을 진료하면서 한의학적인 이론과 진료 경험을 통하여 이제 산후조리의 필요성과 적절한 산후조리 방법 그리고 산후풍의 개념과 치료 등에 대하여 부족하나마 출산을 준비하는 예비산모, 출산 후 조리를 하고 있는 산모, 산후풍에 걸려 고생하는 환자들과 주위 가족들을 위하여 정보를 제공하고자 한다.

한의학을 흔히들 경험의학이라고 말한다.

그렇다면 경험의학이란 무엇일까? 많은 경험을 의학이나 과학이라고 말할 수 있을까?

한의과대학을 다니면서 들었던 이러한 의구심들은 실제 임상에서 많은 환자들을 진료, 치료하면서 한의학의 우수성과 '기'의 실체 그리고 수천 년의 경험과 지식의 축적은 결코 경시될 수 없는 귀중한 자산이라는 생각으로 바뀌었다.

오래전부터 어머님들이 자녀의 출산과 산후조리를 도우면서 한의학적인 이론에 기반을 둔 지식들을 이용하여 개발하고 수정하여 내려온 우리의 산후조리법, 그리고 출산한 산모가 산후조리를 하는 가장 중요한 이유 중 하나인 산후풍의 예방은 현대사회에서도 여전히 중요한 전통이며 앞으로도 계속하여 발전되어야 할 방법들인 것이다.

최근 들어 사회의 발전과 더불어 전통적인 산후조리 방법도 산후조리원이 생기거나 대형병원에서도 산후조리원을 직접 운영하면서 많은 변화를 겪고 있다.

이는 과거나 지금이나 여전히 산후조리의 필요성과 중요성을 인식한 결과이며 바람직하다고 생각한다.

그러나 산후조리법과 산후풍에 대한 전문적인 논문들은 많이 발표되어 있으나 일반인들을 위한 전문 한의사의 지침서는 아직 없는 실정이기에 저자는 이 책을 통하여 전통적인 산후조리법의 개념과 필요성, 방법 그리고 산후풍이라는 질병의 이해와 치료를 돕고자 한다.

한의과대학 학생시절에 한의학에 눈을 뜨게 해 주신 정동주 교수님, 석사·박사과정을 지도해 주시고 한의사로서의 사명감을 가르쳐 주신 이철완 교수님, '기 치료'의 세계로 인도해 주신 서영진 원장님, 김선하 원장님, 동양철학을 전수해 주신 이규복 선생님께 깊은 감사를 드리며 1,000여 명 이상의 많은 난치성 산후풍 환자들의 진료와 치료에 도움을 주신 김민채 부원장님, 양성동 교수님, 임승현 부원장님과 늘 함께해 주고 격려해 준 가족들에게도 감사의 마음을 전한다.

마지막으로 미력한 저자를 믿고 진료를 따라 주었던 수많은 산후풍 환자분들께도 감사드리며 아직도 치료를 받고 있는 환자분들에게는 하루라도 빨리 치료해 드리지 못하는 죄송스러운 마음을 그리고 산후풍으로 고생하는 환자분들께는 반드시 나을 수 있다는 희망을 전해드린다.

제8장 산후풍 바로 알기   157

제9장 산후풍 탈출하기   185

제10장   산후풍 증례보고 치료사례   219

산후조리의 중요성

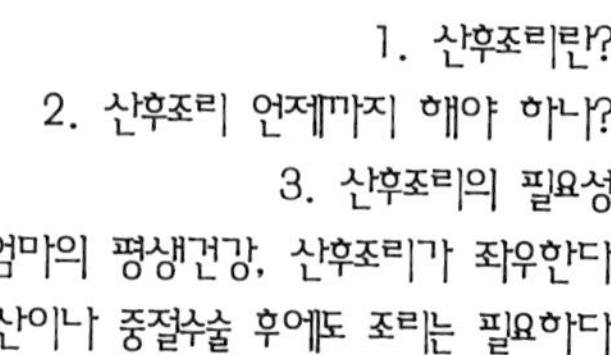

1 | 산후조리란?

산후조리란 "임신 중에 망가졌던 몸이 임신 전의 건강한 상태로 돌아갈 수 있도록 도와주는 것"이다.

좀더 구체적으로 말하자면 산후조리는 산후와 조리의 합성어로서 '산후'는 아기를 낳은 후이고, '조리'는 허약해진 몸과 마음을 예전과 같은 건강한 상태로 회복할 수 있도록 돌보아 주는 것이며, 음식, 동작 또는 거처 등을 적당하게 하여 쇠약해진 몸을 회복되게 하는 것이다.

즉 산후에 허약해진 몸과 마음을 특별한 음식, 동작, 거처 등을 적당히 돌보아 줌으로써 임신 전의 건강상태로 회복하게 하는 것으로 정의할 수 있다.

또한 우리나라 대부분의 산모들이 산후조리에 신경을 쓰는 이유는 '산후풍'을 예방하기 위함이라 말하여도 과언이 아니다.

'산후풍'이란 부적절한 산후조리로 인하여 발생하는 전신 관절통, 시림, 오한, 땀 과다, 무기력증 등 다양한 증상들을 포함하는 대표적인 산후질환이다.

산후조리는 산모와 아기 양쪽을 위한 것으로 다음과 같

은 목적이 있다.

① 아기를 위한 목적

- 모유분비를 증가시키고, 위장을 보호하며, 모체의 건강
을 유지함으로써 아기의 건강을 증진시키기 위함이다.

② 산모를 위한 목적

- 산후 신체·정신 또는 정서적·사회적 변화로부터 회
복을 증진시키고, 여성의 평생 건강을 유지·증진시키
기 위함이다.
- 산후조리를 잘하지 못하여 발생하는 산후병을 예방하
기 위함이다.
- 산후조리를 잘못하여 이미 생긴 산후병을 치료하기 위
함이다.
- 허약한 산후기간 동안 몸을 보호함으로써 신체기능부
전 예방을 위함이다.

2 | 산후조리 언제까지 해야 하나?

분만 직후에는 자연분만의 경우 오랜 시간 동안의 진통으로 인하여 기력이 극도로 저하되며, 제왕절개 수술의 경우 정신적 긴장과 수술 후유증으로 전반적인 몸 컨디션이 저하된다.

또한 임신 시 분비되었던 여러 호르몬의 작용과 체형의 변화로 인하여 골반을 구성하는 관절뿐만 아니라 신체의 모든 관절들이 나사가 풀린 듯이 느슨해진 상태가 된다.

이런 상태에서 기력을 회복하고 튼튼한 관절로 돌아가 제 기능을 수행하기까지는 2개월가량이 소요되고 3개월 정도는 지나야 배란성 월경이 다시 시작되어 또 다른 임신을 준비할 수 있게 된다.

그래서 예로부터 '삼칠일'이라고 하여, 분만 후 3주(21일) 동안은 외부의 출입은 물론이고 자리에 누워 안정을 취하며 산후조리를 하는 것을 원칙으로 했다.

출산으로 인하여 산모의 면역력과 방어력이 저하되면 평소엔 별문제가 없었던 찬물, 찬바람, 찬 물건에 맨살이 접촉되는 환경이 산모에겐 찬 기운(냉기, 찬바람)의 침입으로

이어져 산후풍 증상이 발생할 수 있으며 출산으로 헐거워진 뼈마디와 인대 근육이 조그만 충격이나 무리한 행동에도 손상을 받을 수 있기에 집중적인 산욕기를 6~8주로 잡았을 때 그중에서도 삼칠일에 해당하는 출산 후 3주간은 절대적인 안정과 휴식을 우선 삼아야 한다.

또한 출산 후 100일째 되는 날을 '1백일'로 정하여 백일잔치를 하는데 이는 아기가 태어난 후 만으로 1백일이 된 것을 축하한다는 의미도 있지만 산모가 산욕기간의 위험한 상황을 벗어났다는 의미도 담겨 있다.

삼칠일이 지나면 어느 정도 자유롭게 몸을 움직일 수 있지만 그렇다고 하더라도 1백일간은 가사나 아기 돌보기, 무리한 외출이나 여행 등으로 몸을 힘들게 해서는 안 된다. 몸의 기능이 완전히 회복되려면 1백일은 경과를 해야 하기 때문이다.

하지만 너무 지나친 장기간의 안정은 복부 근육과 골반 근육의 회복을 지연시키고 오로(출산 후 나오는 피 섞인 분비물)의 유출 기간을 연장시켜 오히려 기력의 회복을 더디게 만들 수 있다.

그러므로 삼칠일 이후부터는 안정을 취하면서 무리가 가지 않는 범위에서 몸을 조금씩 움직여 주는 것이 빠른 회복을 돕는다.

개인적인 차이는 있으나 자궁의 형태적인 면으로 볼 때, 자궁이 임신 전의 자궁 크기로 돌아가는 데 약 6주~8주의 기간이 걸리는데, 이 기간을 산욕기라고 한다.

[3] | 산후조리의 필요성

여자는 일생을 살아가면서 신체에 세 번의 큰 변화를 겪게 된다.

첫째는 초경이며, 둘째는 출산이고, 셋째는 폐경이다.

이 중 가장 큰 몸의 변화는 임신과 출산을 들 수 있다.

수정과 착상 그리고 10개월 동안의 임신기간과 출산 그 후의 산후조리 과정은 그 시간이 매우 길 뿐만 아니라 몸의 변화과정 또한 크며 급격하다.

10개월 동안의 임신기간은 엄마의 몸에 여러 가지 변화를 일으키는데

– 임신 초기의 입덧

- 임신 중기의 체중증가와 몸의 변화
- 여러 호르몬 분비로 인한 신체 밸런스 변화
- 척추와 골반의 변형
- 출산 시 급격한 몸의 변화
- 출산 후 산모의 회복과정

이러한 다양한 몸의 변화와 출산은 산모에게 정신적·육체적 고통을 줄 수 있으며 임신 기간 동안 태아에게 여러 가지 영양분을 공급하면서 산모의 몸은 기혈이 부족해지며, 영양의 손실도 발생된다.

다행히 우리나라와 동양권에선 출산한 산모에게 작게는 21일, 길게는 100일간의 산후조리를 권장하고 있으며 여러 가지 산후조리 방법으로 산모의 몸이 임신 전의 상태로 회복될 수 있게 하는 다양한 방법들이 전해 내려오고 있다.

산후조리를 하는 가장 중요한 이유는 '산후풍'이란 질병의 예방이지만 더욱 범위를 확장해 생각하면 육체적으로 지친 몸에 휴식을 제공하여 건강상태를 회복하게 하고 정신적으로 받은 여러 가지 자극들을 가족들의 보살핌으로 극복하게 만드는 것이다.

사람들은 흔히 서양의 산후조리법과 동양의 산후조리법을 비교한다.

서양에서는 출산한 산모에게 차가운 주스를 마시게 하고

3일도 지나지 않아 외출이나 운동을 권장하고 심지어 수영을 시키기도 한다.

그러나 우리나라를 포함한 일본이나 중국에서는 최소 3주간의 적극적인 산후조리를 권장한다.

이렇게 산후조리법이 다른 이유는 무엇일까?

한마디로 체질과 환경이 다르기 때문이다.

서양의 산모들은 대부분 골반이 크고 출산하는 아이의 머리는 작기 때문에 출산과정이 동양의 산모들에 비하여 그리 고통스럽지 않다. 또한 체질적으로 지방이 많은 열성 체질이기에 추위에 강하고 기본 체력 역시 동양의 산모들에 비해선 좋은 편이다.

그러나 우리나라를 포함하여 동양권 산모들은 골반이 작은 편에 머리는 큰 아이를 출산케 되며 이런 과정 속에서 오랜 시간의 진통과 극심한 체력손실이 야기된다.

또한 체질이 대부분 냉성이기에 추위에 약하고 기력손실에 따른 찬 기운(냉기, 찬바람)의 침입이 쉬운 편이다.

그렇기에 예나 지금이나 우리나라나 동양의 산모들은 출산 후의 산후조리 기간을 비교적 잘 지키며 여러 가지 전래되어 내려오는 산후조리법을 따라 한다.

얼마 전 발표된 연구논문을 살펴보면 산후조리에 대하여 일반인보다는 의료인들이 더 많은 필요성을 강조하고 있으며 출산경험이 없는 여성보다는 출산경험이 있는 여성들이 산후조리의 중요성을 인식하고 있는 것으로 나타나 있다.

이는 산후조리가 단순한 예부터 내려오는 민간요법이나 속설이 아닌 의료적 관점에서도 필요하며 출산을 경험한 또는 산후풍을 경험한 여성들에게서 경험적인 중요성이 강조된다는 것을 알 수 있다.

서양의 과학과 문명을 받아들여 우리나라의 여러 가지 환경들이 발전된 것은 부인할 수 없는 사실이나 전통적인 가치관과 동양문화의 장점 그리고 예부터 내려오는 산후조리의 중요성 또한 우리가 간과해서는 안 된다.

이러한 점들이 미국에서 출산하는 한국 산모를 위하여 산후조리원이 개설되고 외국에서 출산하는 산모들이 본국의 산후 도우미를 초빙하며 서양의 산모들도 점차 동양적인 산후조리법에 관심을 가지게 되는 이유이다.

예전에 진료하였던 산후풍 환자의 예를 들어 본다.

대학병원에서 근무하던 간호사였는데 과학적·의학적인 지식으로 출산 후 전통적인 산후조리를 간과하고 여름에 찬 것을 먹고, 에어컨을 틀고, 출산 후 조리기간 없이 외출과 일상생활을 하였다.

어느 순간 몸에 방어력이 저하되어 찬 기운(냉기, 찬바람)이 몸 안으로 침입하여 산후풍 증상이 발생되었는데 약 1년간 근무하던 대학병원의 내과, 산부인과, 정형외과, 신경외과, 재활의학과, 신경과 등을 돌며 진료와 치료를 받다

가 증상이 잘 호전되지 않아 저자가 진료하는 한의원에 내
원하였다.

"산후조리는 그냥 예전 분들이 민간에서 하시는 방법인
줄만 알고 제대로 지키지 않았는데 막상 산후풍에 걸려 고
생을 해 보니 산후조리의 중요성이 뼈저리게 느껴집니다."

그 환자분께서 진료실에서 저자에게 말한 첫 대화 내용
이다.

4 엄마의 평생건강, 산후조리가 좌우한다

산후조리는 여성의 평생건강을 좌우한다고 말하여도 과
언이 아니다.

"옛날에 한 산모가 있었다.

산후조리 중이라 방 안에만 있는 것이 너무도 답답하던
참에 밖에서 떠들고 웃는 소리가 들려왔다. 산모는 창호지
에 손가락 하나로 구멍을 뚫고 한쪽 눈으로 밖을 내다보고
말았다. 그 이후로 날씨만 조금 추워지면 그 손가락과 한쪽
눈만 시렸다고 한다."

이 정도로 산후조리 중에는 조그만 행동 하나도 조심하여야 한다.

산후조리를 해 본 사람이라면 누구나 이것이 우스갯소리만이 아니라는 것을 알 것이다.

산후조리를 정성스럽게 잘 한다 하여도 모든 산모의 몸에 이상이 생기지 않는 것은 아니나 조심해서 나쁠 것이 없는 것처럼 가능하다면 적극적인 산후조리가 필요한 것이다.

진료실에서 산후풍 환자들을 진료하다 보면 매우 다양한 원인들을 볼 수 있다.

- 산후조리원에서 옆방 엄마가 첫째 출산 후 3일 만에 샤워를 하였는데도 별 이상이 없었다는 말을 듣고 여름철에 출산 3일 만에 시원한 물로 샤워 후 다음 날부터 온몸에 산후풍 증상이 나타나 고생을 해 온 환자

- 전직 간호사 출신의 산모로, 전통적인 산후조리 방식을 가벼이 여기고 출산 후 무리한 활동과 찬바람과 찬물 접촉으로 인하여 1년째 일상생활을 못 하는 환자

- 출산 후 산후조리 기간에 차가운 수박을 손으로 집어 먹은 후 손가락, 손목에 산후풍이 걸려 3개월째 손목과 손가락이 시리고 아리고 시큰거려 칫솔질도 제대로 못 하는 환자

- 제왕절개 수술 후 입원실에서 에어컨 바람을 맞아 엉덩이가 얼음이 박힌 것같이 차고 시려 바깥외출이 불

가능했던 환자

- 젖몸살로 고생하면서 냉장고에서 보관 중이던 양배추 껍질을 가슴에 덥고 잔 후로 가슴이 시리고 호흡이 어려웠던 산후풍 환자
- 산후조리 시 방 안의 습도를 조절하기 위하여 가습기를 틀어놓고 한쪽으로 돌아누워 아이하고 잠을 잔 후로 한쪽 부위만 시리고 아렸던 산후풍 환자
- 다섯 번의 유산과 3번의 출산과정 동안 찾아온 산후풍으로 인하여 20여 년간 극심하게 고생하였던 산후풍 환자

이 외에도 수많은 산후풍 환자를 진료해 오면서 많은 다양한 발병원인과 증상 그리고 예후들을 지켜보고 치료하는 과정에서 필자는 출산을 직접 한 산모는 아니지만 산후조리의 중요성과 산후풍의 무서움을 뼈저리게 간접 체험할 수 있었다.

여성에게 있어서 출산은 그야말로 인생의 큰 경험으로 아기를 낳았다고 해서 누구나 자연스럽게 임신 전의 건강한 상태로 되돌아가는 것은 아니다.

임신 전의 건강한 몸상태로 돌아가는 가장 큰 포인트는 임신 중의 건강상태와 출산 후의 올바른 산후조리가 좌우한다.

출산 직후에는 우리 몸의 신진대사가 가장 왕성히 일어

나는 시기로 산후 일주일 이내 호르몬의 변화로 젖이 분비되고, 산모의 몸은 임신 전의 상태로 돌아가기 위해 많은 변화를 겪게 되므로 이때 산모의 몸은 하찮은 것에 의해서도 트러블이 발생하기 쉽다.

그러므로 산후조리란 휴식을 위한 산후조리의 개념에서 '발생할 수 있는 질환을 예방하는 산후조리의 개념'으로 바뀌어야 한다.

즉 질병으로 여기지 않았던 산후후유증을 질병으로 인식하여 예방과 치료를 하여야 한다.

또한 산후조리 기간 동안의 여러 가지 불편함들은 여생을 건강하게 살아갈 수 있도록 주의하고 조심한다는 개념으로 받아들여 산후 여러 가지 질환에 걸리지 않도록 하여야 한다.

[5 | 유산이나 중절수술 후에도 조리는 필요하다]

출산 후 산후조리를 하는 것은 과거나 현재나 적어도 우리나라에서는 원칙으로 받아들여지고 있다.

그러나 예기치 못한 자연유산이나 피치 못할 임신중절수술 후에는 적극적인 산후조리를 하지 못하여 차후에 다시 자연유산을 경험하거나 산후풍 증상이 발병하는 경우가 종종 있다.

그러므로 자연유산 후나 임신중절수술 후에도 최소한의 몸조리는 필수적이다.

특히 유산이나 임신중절수술은 정신적으로 많은 스트레스를 유발하기에 몸의 건강상태는 더욱 나빠지는 경우가 많으며 주위에 알리기가 어려워 바로 일상생활로 돌아가거나 직장생활을 하는 경우가 많은데 이로 인하여 여러 가지 질병들이 발생할 수 있으므로 주의가 요구된다.

자연유산이나 임신중절수술 후에는 자궁 내 어혈이 남게 되어 이를 빨리 배출시키거나 제거하지 않으면 다음번 건강한 임신과 출산에 문제를 일으킬 수 있기에 어혈제거를 위한 조리한약 복용이 원칙이다.

또한 가능하다면 최소한 21일(3주) 정도는 무리한 일이나 외출, 운동, 여행 등을 삼가는 것이 좋으며 출산 후처럼 찬바람 접촉을 피하는 것이 산후풍 예방에 도움이 되며 유산이나 중절수술 후 복용하게 처방된 조리한약 복용도 필요하다.

그리고 유산이나 중절수술 후에는 자궁 내 환경의 변화로 인하여 쉽게 임신이 되는 경우가 많은데 자궁의 건강상태가 완전히 회복되지 않은 상태에서의 임신은 또다시 자연유산이 될 가능성이 높아지므로 최소한 3개월간은 자궁과 몸의 건강 상태 회복을 위한 노력이 필요하며 원치 않은 임신 후 중절수술이라면 또다시 중절수술을 하지 않기 위하여 적극적인 피임도 중요하다.

산후조리 시에 꼭 먹게 되는 미역국은 유산이나 중절수술 후 조리에도 좋은 음식이다.

미역은 혈액순환을 돕고 피를 맑게 해 몸 안에 고여 있는 어혈(나쁜 피)을 풀어 주기에 복용이 필요한 음식이며 고단백 음식과 칼슘, 비타민, 무기질 성분이 풍부한 음식을 충분히 먹어 몸의 회복을 도와주어야 한다.

진료실에서 산후풍 환자들을 진료하다 보면 출산 후 발병한 산후풍의 경우 가족들의 이해와 격려로 적극적인 치료를 하여 증상이 어렵지 않게 호전되나 유산이나 중절수술 후 찾아온 산후풍의 경우 주위 시선을 의식하여 안정이나 치료를 초기부터 하지 못하여 증상이 더욱 악화되는 안타까운 경우를 경험한다.

그러므로 자연유산이나 중절수술 후에도 적극적인 조리를 통하여 건강의 회복에 신경 써야 한다.

출산 후 몸의 변화

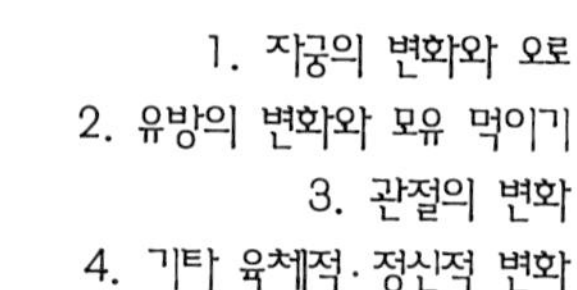

1 | 자궁의 변화와 오로

'출산으로 여성은 다시 태어난다.'라는 말이 있다.

이는 임신과 출산이 여성의 신체에 얼마나 커다란 영향을 미치는가를 알 수 있게 하는 말이다.

출산 후 가장 중요한 몸의 변화는 바로 '자궁 회복'이다.

자궁의 회복은 자궁의 크기와 오로의 변화로 판단할 수 있다. 자궁은 분만 후 서서히 수축하여 대개는 4~6주 만에 원래의 크기로 돌아오는데, '오로(惡露)' 또한 그 기간 안에 색과 양이 서서히 변해 임신 전의 상태로 돌아간다.

10개월 동안 태아가 잘 자라도록 환경을 만들어 준 자궁은 출산 직후 1kg 정도의 무게에서 출산 후 6주가 지나면 60g 정도로 무게가 작아지고, 임신 말기에 배꼽까지 올라갔던 자궁은 서서히 작아져서 골반강 내로 내려오게 된다.

이때 자궁의 높이는 출산 후 매일 손가락 하나의 넓이(약 1cm)만큼씩 낮아진다.

출산 후 자궁이 원래의 상태로 줄어드는 동안에는 불규칙한 복부의 수축과 이완이 진행되면서 훗배앓이(산후통)를 하게 되는데 자연적으로 통증은 사라진다.

자궁의 수축은 초산부에서 그리고 모유를 먹이는 경우가 모유를 먹이지 않는 산모보다 더 빨리 진행된다.

그 이유는 모유를 먹이는 경우 옥시토신 호르몬이 분비되어 자궁수축을 돕는다. 초산부의 경우는 경산부의 경우보다 여성의 자궁 섬유질의 탄력성이 높기 때문이다.

산후 10일 정도면 밖에서 만져도 알 수 없는 정도가 되며 완전히 회복되기까지는 4~6주가 걸린다.

'오로(惡露)'는 분만 후 자궁 내면이나 질에서 배출된 혈액이 섞인 분비물을 말하는데, 일반적으로 분만 후 4~6주 동안 계속된다.

오로에는 자궁 내면에서 나오는 혈액 이외에 임파선, 자궁이나 산도에서 떨어져나간 조직이나 표면의 세포, 점액 등도 포함되어 있다.

오로가 자궁의 회복을 가늠해 볼 수 있는 척도로 여겨지는 이유도 바로 이런 배출 물질의 상태가 곧 자궁의 상태를 대변해 주기 때문이다.

오로의 상태는 자궁의 회복 진도에 따라 규칙적으로 변화해 가는데, 출산 후 시간 경과에 따른 양과 색으로 대략 4단계로 나눌 수 있다.

1. 적색 오로

출산 후 3시간 후부터 3일 정도 계속된다. 대부분 혈액으로 이루어진 점액질이지만 핏덩어리는 없고 냄새도 없다. 이런 상태의 오로를 '적색 오로'라고 한다.

만약 핏덩어리가 섞인 오로가 나오거나 일주일이 넘도록 계속해서 적색의 오로가 나올 경우는 자궁 내에 염증이나 자궁 수축에 문제가 있는 것으로 볼 수 있어 전문의와 상담하는 것이 좋다.

2. 갈색 오로

출산 후 3일이 지나면 오로의 색이 차츰 적색에서 갈색으로 바뀐다.

갈색 오로는 산후 4일부터 9일까지 계속되는데, 약간 시큼한 냄새가 나기도 한다.

3. 황색 오로

산후 10일경이 되면 갈색이었던 오로가 황색으로 바뀐다. 이 황색 오로는 약 2주일 정도 계속되며, 짙은 황색을 띠거나 크림색 같은 경우도 있다.

4. 백색 오로

황색 오로의 시기가 지나고 나면 백색 오로가 나온다. 점액질이지만 냄새가 없고 양도 점차 줄어든다. 이 시기를 지나면 바로 임신하기 이전의 상태가 된다.

오로의 변화는 사람에 따라 다소 늦어지기도 하고 빨라질 수도 있으므로 늦어진다고 해서 반드시 나쁘다고 할 수는 없다. 하지만 단순한 개인차인지 아니면 자궁에 이상이 생긴 탓인지를 세심하게 살펴보아야 한다.

분만 후 4~6주 동안은 '오로'가 계속 배출되기 때문에 지겹게 느끼는 산모가 많다. 그러나 자궁의 상처가 세균에 감염되지 않기 위해서는 '오로가' 충분히 흘러나와야 하고, 산모는 외음부를 청결하게 소독하며 관리해야 한다.

출산 직후에는 배뇨와 배변을 마친 다음은 물론이고 2시간 간격으로, 그 후 사흘 동안은 3~4시간 간격으로, 이후 일주일까지는 아침과 저녁 두 번 정도 소독면을 이용하여 요도에서 항문 쪽으로 닦아 소독한다. 소독을 하는 이유는 대장균이나 기타 세균이 출산 시 질과 자궁 내에 난 상처 부위로 들어가 감염될 수 있기 때문이다.

좌욕 또한 혈액 순환을 돕고 소독의 효과가 있어 산모에게 꼭 필요하다. 출산 후 3~4일은 수시로, 매일 아침저녁으로 한다. 좌욕은 맹물을 끓여 사용하거나 끓인 물에 소독제(포닌제)를 넣어 소독한 대야에 부어 그 김을 외음부에 쏘인다. 좌욕을 한 후에는 깨끗한 면 수건으로 두드리듯이 닦아내거나 헤어드라이어를 이용해 건조시킨다.

한의학에서도 출산 후 배출되는 오로를 세심히 살펴 산모의 건강을 가늠한다.

출산 후 자궁 내에 남겨진 어혈과 탁액을 '오로'라고 하며, 태아가 만출된 후 혈성 오로, 장액성 오로, 백색 오로를 거쳐 약 3주가 지나면 멈추는 것으로 알려져 있다. 하지만 오로가 제대로 배출되지 않아 그 양이 적거나, 반대로 멈추지 않고 많은 양이 계속 배출되는 경우는 병으로 보아 치료한약을 처방한다.

1. 오로불하(惡露不下)

오로가 제대로 배출되지 않고 정류되어 있거나 소량 배출되는 것을 말한다.

발생 원인으로는 첫째, 임신 혹은 산후에 냉기(찬기운, 찬바람)가 몸 안으로 들어왔거나, 찬 음식으로 속이 상하여 오로가 응결된 경우, 둘째는 출산 시 두려움과 근심이 지나쳐서 산후에 기혈의 흐름이 원활하지 않아 혈행이 정체된 경우, 셋째는 평소에 체질이 허한데다가 분만 시 과도하게 힘을 써 기혈이 약해져 혈액의 운행이 안 되는 경우를 꼽는다.

어혈이 정체되어 자궁 내에 고이면 복통이 생기며, 오래
도록 낫지 않은 상태로 방치하면 응어리가 생기거나 심하
면 배가 불러올 수도 있다. 기혈 운행이 잘 되지 않아 신
체에 통증이 생기거나 발열이 나타나기도 하고, 몸 안에 오
로가 남아 있어 두통·어지럼증·흉통이 생길 수 있으며,
위장에 영향을 주면 울렁거림·구토가 생기며, 폐에 영향
을 주면 숨이 찰 수도 있다.

오로불하인 경우 그 원인에 따라 적절한 치료를 해야 하
는데, 찬 기운으로 생긴 경우라면 몸을 따뜻하게 데워 줘야
하고, 근심이나 두려움으로 기혈 운행에 장애가 생겼다면
기혈 순환을 돕는 치료가 필요하다. 물론 기혈 허약이 원인
인 경우에는 기혈을 보충해 주는 약을 처방한다.

2. 오로부지(惡露不止)

출산 후 3주가 지난 후에도 여전히 오로가 뚝뚝 떨어지
고 멈추지 않는 경우로 발생원인은 첫째, 평소에 산모의 체
질이 약하고 기운이 부족한데다 출산 시 과도하게 힘을 써
허하게 된 경우, 둘째는 산모가 평소에 음혈이 부족한데다
가 출산 시 실혈로 인해 음액(陰液)이 더욱 손상되어 혈열
(血熱)이 생기거나 산후에 맵고 더운 음식을 많이 섭취하여
열이 혈을 압박하여 아래로 내몰게 되는 경우, 셋째는 산후

에 포맥(胞脈)이 공허할 때 찬 기운이 들어와 혈액과 엉기어 몸 안에 어혈을 형성하는 경우이다.

오로부지의 치료는 기운이 허한 경우에는 기를 북돋워 주고, 몸 안에 열이 많이 발생한 경우는 먼저 열을 식혀야 하며, 어혈이 몸 안에 발생한 경우는 이를 흩어 주어 혈액의 흐름을 바로잡아 주어야 한다.

2 | 유방의 변화와 모유 먹이기

엄마의 유방은 아기에게 필요한 각종 영양소를 저장해 놓는 곳이며 엄마와 아기와의 관계를 더욱 돈독히 할 수 있는 매개체라고 할 수 있다. 그러므로 임신 말기부터 유방 관리를 시작해야 한다.

출산 직후 초유가 나오기 전부터 유방 마사지를 해 주어야 하는데, 이때 반드시 청결에 신경을 써야 한다. 왜냐하면 산모는 모유의 정체나 유선염(乳腺炎)에 걸릴 확률이 높기 때문이다. 또 울유(鬱乳)나 유선염이 생기면 산후조리에 큰 장애가 된다. 유방 관리가 산후조리에 직접적인 관계는 없어 보이나 산후조리를 방해하는 요인이 된다.

분만 직후에는 젖을 분비하기 위하여 유방에 혈액이 몰리고 유방이 커지며 열이 나고 딱딱해진다.

이때 유두에서는 끈적거리는 초유가 나오기 시작하는데 이때 초유를 아이에게 빨리든가 유축기로 짜내 주어야 한다.

만약 아이가 젖을 빨기 어려운 경우엔 유방을 부드럽게 마사지를 하여 짜내야 한다. 그렇지 않으면 젖몸살이 발생하여 전신에 열이 나고 유방에 심한 통증을 느낄 수 있다.

그러므로 출산 전후의 유방 마사지는 대단히 중요하며 산후조리의 첫걸음이라고 해도 과언이 아니다.

💜 모유를 잘 나오게 하려면?

한의학에서는 모유가 잘 나오지 않는 이유를 두 가지로 꼽고 있다.

첫째는 기혈이 부족해서 몸이 허약한 경우이고

두 번째는 신경을 많이 쓰거나 정신적으로 불안해서 간기울결(肝氣鬱結)이 되는 경우이다. 따라서 엄마가 피곤하거나 정신적으로 불안정하면 젖이 잘 나오지 않으며 다이어트 중이나 흡연, 음주, 그리고 유방에 유선염이 있는 경우도 생각해 볼 수 있다. 따라서 모유를 잘 나오게 하려면 엄마의 식생활, 수면습관, 스트레스 관리, 휴식 등 전반적인 생활습관이 중요하다. 아기에게 젖을 먹이는 기간 동안에는 충분한 영양이 보충되어야 하기 때문에 우선 잘 먹어야 한다. 엄마가 영양이 불충분할 때에는 모유분비가 원활하지 못하게 되며, 식사를 충분히 하지 않거나 편식하게 되면 영양의 밸런스가 깨진다. 또 한밤중이나 자는 시간, 그리고 피곤할 때 젖을 먹이면 모유가 잘 나오지 않는다.

엄마의 정신적인 요소도 모유분비에 큰 영향을 미친다. 엄마의 정신상태가 불안정하면 모유분비를 촉진시키는 호르몬 분비가 나빠진다. 특히 초산부의 경우에는 아기를 키우는 것이 불안하기 때문에 남편의 관심과 사랑이 더욱 필요하다. 아내에게 남편의 관심과 사랑은 육아에 대한 막연한 불안감을 해소시켜 줄 뿐 아니라 산후 우울증 예방에도 좋다.

엄마젖을 먹이면 어떤 점에서 좋을까?

1. 초유

초유는 임신 7개월경부터 유방에서 생산되는데 성숙한 젖보다 진하고 끈끈하며 투명한 황색을 띤다. 초유에는 비타민A가 많이 들어 있어서 아기의 장 안에서 완화제 역할

을 하여 태변이 배설되는 것을 도와주며 황달을 예방하는
데 도움이 된다. 또한 면역 글로브린이 있어서 세균이나 바
이러스에 대항하는 최초의 면역체가 되어 감염을 예방하는
보호 역할을 한다.

2. 감염의 예방

엄마 젖을 먹고 자라는 아기들은 호흡기 감염(감기, 기관
지염, 폐렴 등)이나 장염(설사) 등 감염성 질환을 적게 앓는
다. 이는 초유를 비롯하여 젖 안에 함유된 면역 세포나 면
역 물질의 효과이다.

3. 알레르기의 예방

현대사회일수록 알레르기의 빈도가 높아지는데 현재 우
리나라 전 소아 인구의 25%가 여러 형태의 알레르기로 고
생하고 있다. 알레르기 질환 중 상당수가 우유 때문에 알레
르기가 발생하는데 이는 분유의 단백질 중 B－lactoglobulin
이라는 물질 때문으로 알려져 있다. 이는 물론 엄마 젖 안
에는 없다. 그러므로 엄마 젖을 먹고 자라면 알레르기에 걸
리는 확률이 훨씬 감소하게 된다.

아기에게 젖을 빨리면 호르몬(옥시토신) 분비를 자극하여 자궁이 효과적으로 수축하게 되는데 이는 산후 회복을 촉진시켜 주는 효과가 있고 출산 후의 출혈을 멎게 한다. 그러므로 엄마를 위해서도 출산 직후에 될수록 빨리 젖을 먹이기 시작하고 계속해서 자주 먹이는 것이 좋다.

젖을 먹이면 월경이 지연되는데 이는 피임 효과가 있어서 적절한 출산 간격을 갖게 되며 또한 월경으로 잃는 철분을 보유할 수 있게 된다.

또한 출산한 산모의 다이어트와 출산 전 몸매로의 회복에도 도움을 준다는 연구결과가 있으며 엄마의 유방암 또는 난소암의 발생위험도 적어진다고 한다.

3 | 관절의 변화

10개월간의 임신과정과 출산과정을 통하여 큰 변화를 맞이하는 것이 척추와 골반 그리고 관절이다.

임신으로 태아가 커지면 배가 앞으로 나오면서 골반도

앞쪽으로 기울어진다.

몸의 기울어짐을 방지하기 위하여 임산부는 상체를 뒤로 젖히면서 척추각도의 변화가 나타나며 자연분만을 위하여 골반은 점차 벌어지게 된다.

또한 이러한 척추와 골반의 변화를 유도하기 위하여 릴렉신(relaxin)이라는 호르몬이 분비되어 관절을 지지하고 있는 인대와 근육을 유연하게 만든다.

출산 후 자궁이 회복되면서 오로가 나오는 현상처럼 산모의 척추와 골반 그리고 관절은 출산 후 100일간 임신 전의 몸 상태로 돌아가는 과정을 겪는다.

출산 후 인대나 힘줄이 늘어나면 관절은 더 벌어지고 불안정해져 조그만 무리한 동작에도 쉽게 인대가 늘어나고 관절에 통증이 발생하며 관절에서 마찰음이 발생하게 된다.

그러므로 예전부터 출산 후 적어도 삼칠일(21일)간은 무리한 활동이나 외출을 삼가도록 주의한 것이다.

출산 후 발생하는 척추나 관절의 통증은 넓은 의미에서 산후풍 증상으로 볼 수 있으며 출산 전 건강한 상태에서의 관절통증보다 잘 호전되지 않는 특징을 보인다.

그러므로 출산 후에는 관절에 무리한 힘을 가하거나 좋지 않은 동작을 하는 것은 피해야 한다.

방바닥에서 생활하는 자세는 무릎과 허리에 무리를 줄 수 있기에 의자나 침대 생활이 관절건강에는 더 나은 편이다.

또한 모유수유나 육아과정에서 어깨, 팔꿈치, 손목, 허리에 무리한 동작을 피하기 위하여 자주 자세를 바꾸어 주는 것이 좋으며 평상시보다 더욱 세심한 주의가 필요하다.

이웃나라 일본의 경우 산후에 발생하는 통증의 대부분 원인을 척추와 골반의 틀어짐으로 보고 산후조리 기간 동안 적극적으로 추나요법(척추교정)을 시행하여 벌어진 골반을 제자리로 돌리고 비틀린 척추와 관절을 제자리로 맞추어 주는 치료를 중시한다.

특히 자연분만 과정에서 발생할 수 있는 골반의 비틀림은 양측 다리길이의 차이를 발생시키며 골반과 허리의 통증을 유발시키므로 전문 한의사의 교정치료가 필요하다.

[4] 기타 육체적 · 정신적 변화

출산 후에는 자궁과 유방 그리고 관절의 변화와 더불어 많은 신체적 · 정신적 변화과정을 겪게 된다.

이러한 변화를 잘 받아들이고 이에 알맞은 행동을 하는 것이 산후조리의 기본이라 말할 수 있다.

소변과 땀이 많아진다

출산 후에는 임신 기간 동안 몸에 축적되었던 수분이 배출되기 때문에 소변과 땀이 많아진다.

소변의 양과 횟수가 많아지는 것은 자연스러운 출산 후 변화이므로 걱정할 필요가 없다.

다만 땀이 많아지는 현상은 자칫 산후풍과 탈수현상을 유발시킬 수 있기 때문에 주의가 필요하다.

특히 소음인 체질의 경우 땀을 흘리면 피부의 온도가 내려가 한기를 느낄 수 있으며 몸이 땀으로 젖은 상태에서는 조그만 찬 기운(냉기, 찬바람)에 의해서도 감기나 산후풍 증상이 발병할 수 있기에 자주 속옷을 갈아입고 땀이 너무 나지 않게 온도를 조절해 주는 것이 좋다.

태음인 체질의 경우 땀이 나면 몸이 가벼워지고 기분이 상쾌해질 수 있으나 너무 과도한 발한은 역시 피하는 것이 좋다.

탈모현상

10개월간의 임심기간은 엄마 몸의 영양분을 태아에게 빼앗기는 기간으로도 볼 수 있다.

그러므로 우리 몸에서 영양상태의 척도 중 하나인 머리카락이 출산 후 건조해지면서 탈모현상이 쉽게 발생할 수 있다.

이런 경우엔 가능하면 고단백 식사와 더불어 머리카락에 자극을 주지 않는 것이 좋다.

왕성한 식욕

출산 후에는 식욕이 왕성해지는 현상이 나타나는데 이는 출산 시 과도한 에너지의 소모로 몸에서 그만큼의 영양보충을 원하기 때문이다.

찬 음식, 자극적인 음식, 너무 기름기가 많은 음식을 제외하고 고단백의 따뜻한 식사가 산모의 에너지 보충에 도움이 된다.

그러나 임신 시 과도한 체중의 증가를 경험한 비만 산모의 경우엔 너무 과한 보양식이나 고 칼로리 식사는 피하는 것이 좋다.

정신적 변화

출산 후에는 육체적인 여러 가지 변화 외에도 급격한 정신적 변화를 겪게 된다.

몸의 건강과 마음의 건강은 늘 함께한다. 출산으로 격은 여러 가지 고통과 힘든 경험들이 체력을 급격하게 저하시켜 결국 마음도 평소보다는 약하게 만든다.

아들을 원했는데 딸이 나오거나 그 반대의 경우 정신적 스트레스, 출산 후 준비해야 하는 산후조리 기간의 걱정, 그리고 산후풍에 대한 근심, 출산 후 자유스럽지 못한 외출과 활동 등 여러 가지 사항들이 산모의 정신건강을 나쁘게 만들 수 있으며 심하면 산후 우울증을 유발시키기도 한다.

이러한 시기엔 더욱더 남편과 가족 구성원들의 따뜻한 대화와 사랑이 필요하다.

제 3 장

전통적 산후조리의 장단점

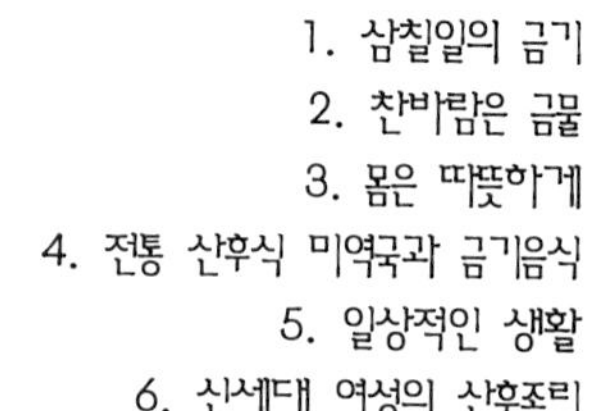

1 | 삼칠일의 금기

전통적인 산후조리법의 원칙 중 하나가 삼칠일(3*7. 21일)을 지키는 것이다.

예전에는 출산을 하면 새끼줄에 고추와 숯을 매달아 금줄을 드리우는데 그 기간이 삼칠일이었다.

고추의 매운 기운과 숯의 살균 기능으로 병균의 침입을 막고자 함이요 붉은 고추의 색깔은 잡귀를 쫓는 의미도 내포하고 있었다.

이러한 전통적인 산후조리의 원칙은 현대에까지 이어져 산모는 삼칠일 전에는 가급적 외출을 삼가며 삼칠일 전에 외부인의 방문도 삼가고 있다.

또한 출산 후 21일간을 적극적인 산후조리 기간으로 정하여

- 찬바람을 쏘인다, 찬물을 접촉한다, 찬 곳에 앉는다, 찬 음식을 먹는다
- 무리한 일이나 여행을 한다
- 상갓집에 다녀온 사람이 아기 낳은 집에 들어간다
- 산모와 아이 앞에서 좋지 않은 언행을 한다
- 목욕을 한다

등의 행동은 예전이나 지금이나 금기시하고 있다.

찬 기운(냉기, 찬바람)을 접촉하는 것을 금하는 이유는 바로 '산후풍'을 예방하기 위함이다.

출산 후 삼칠일까지는 면역력이나 방어력이 극도로 약해진 상태이기에 약간의 찬 기운에 의해서도 감기에 걸릴 수 있으며 자칫 뼛속까지 찬 기운이 침입하여 산후풍 증상이 발병할 수도 있다.

그러므로 삼칠일 기간엔 에어컨 바람이나 선풍기 바람은 물론 외풍과 자연바람도 조심하는 것이 좋으며 가급적 맨살에 찬 기운이 닿지 않게 긴팔, 긴바지를 집 안에서 입고 생활하여야 한다.

또한 관절기능이 약해진 상태이기에 모유수유나 집안일 등 관절에 무리한 동작과 여행 등도 삼가는 것이다.

출산한 산모와 막 태어난 아이는 면역력이 약한 상태이기에 외부인의 출입을 금하여 전염성 질환이나 감기 등을 예방하는 방법은 현대에서도 합리적이다.

특히 가족이라 하여도 상갓집이나 사람이 많이 모인 장소에 다녀온 경우엔 산모와 아이와의 접촉을 삼가는 것이 좋다.

그리고 정신적으로 육체적으로 지친 산모에게 좋지 않은 언행을 보이면 평소보다 더욱 나쁜 영향을 받을 수 있으며 아이 또한 놀랄 수 있기에 금기시하였던 것이다.

목욕 역시 출산 시 발생한 상처들이 다 아물기도 전에 행여 오염된 물로 목욕을 하여 감염과 염증이 발생하는 것을 예방하기 위함이다.

이렇듯 예전부터 내려오는 전통 산후조리 방법 중 특히 삼칠일의 금기는 현대 사회에서도 긍정적으로 받아들여질 수 있을 정도로 과학적이고 합리적인 방법들이었다.

다만 예전과 같은 너무 과한 안정은 오히려 산후 회복을 더디게 할 수 있으므로 현대의 산후조리에서는 조금 유연한 변화가 요구된다.

2 | 찬바람은 금물

예전부터 내려오는 전통 산후조법 중 가장 중요한 원칙은 찬바람을 금하는 것이었다.

이는 산후풍을 예방하는 첫 번째 방법으로 출산 후 산모의 몸은 육체적으로 정신적으로 지칠 대로 지쳐 있어 면역력이나 방어력이 극도로 저하되어 약간의 찬바람에 의해서도 감기나 산후풍에 걸리게 되기 때문이다.

건강한 사람에게는 한겨울의 냉수욕이나 한여름의 에어컨조차도 전혀 문제가 되지 않지만 출산이라는 특수한 상황을 격고 난 산모들에게는 바람 특히 찬바람과 찬물은 절대적으로 금물이다.

이는 예나 지금이나 마찬가지이다.

물론 예전보다 집 안의 구조와 생활방식이 개선되어 찬바람에 노출되는 경우가 현저하게 줄어들었다 하여도 한여름의 에어컨 바람이나 잠깐의 찬바람 노출은 매우 오랜 기간, 어쩌면 평생토록 '산후풍'에 시달릴 가능성이 많다.

그렇기에 예로부터 출산한 산모는 적어도 삼칠일 전에는 외출을 금기시하였고 집 안이나 방 안의 창문조차도 열지 못하게 하였던 것이다.

특히 겨울에 우리가 쉽게 감기를 걸리는 상황, 즉 땀이 난 상태에서의 찬바람 접촉은 출산한 산모에게는 '산후풍'의 무방비 상태가 되기에 산후조리 기간 동안에는 과도한 땀 배출을 삼가고 찬바람이나 찬물, 찬물건 등의 접촉을 피하여야 한다.

저자는 그동안 수많은 산후풍 환자를 진료해 오면서 찬바람이란 용어의 여러 가지 의미를 깨달았다.

산후조리 기간 중 피해야 할 찬바람이란 말 그대로 차가운 바람뿐만이 아니다.

- 안방과 거실, 화장실의 온도 차이에서 발생하는 차가

운 기류의 변화

- 맨살에 접촉되는 찬 가습기 기운

- 바닷가나 강가의 차가운 안개

- 벽에서 들어오는 외풍

- 한여름의 자연바람

- 맨살에 접촉되는 찬 바닥이나 물건

- 특히 땀에 젖은 상태에서의 냉기

등 찬바람의 의미는 실로 다양하다.

물론 모든 산모가 찬바람을 산후조리 기간에 접촉하면 산후풍에 걸리는 것은 아니다.

평소 기력이 약한 산모, 임신 중 입덧이나 다른 질환으로 체력이 약해진 산모, 오랜 시간 동안의 진통으로 지쳐 버린 산모, 원래부터 몸이 냉한 소음인 체질 산모, 늦은 나이에 출산한 노산, 제왕절개 수술 후 회복기간의 산모 등 다양한 이유로 찬 기운이 몸 안으로 침입하는 것을 방어해 주는 방어막이 열려 버린 산모에게는 잠깐 찬바람을 맞거나 찬 물건을 접촉하거나 찬 음식을 먹음으로써 순식간에 찬 기운이 뼛속까지 침입하게 되어 버린다.

그러므로 산후조리 기간 동안 찬바람의 접촉을 금하는 전통적인 산후조리법은 산후조리의 시작과 끝이다.

[3] 몸은 따뜻하게

출산 후에는 대부분의 산모가 몸에 한기를 느끼게 된다.

그 이유는 진통과 분만 과정에서 긴장과 통증으로 인하여 식은땀이 흐르게 되고 이 식은땀이 식으면서 오한을 느끼게 되는 것이다.

또한 분만 시 힘을 많이 사용하여 땀이 나며 체온이 상승하였다가 출산 후 체온이 떨어지면서 한기를 느끼게 된다. 특히 제왕절개 수술의 경우 수술실의 온도를 낮게 유지하여 분만 후 산모는 더욱더 추위를 느낄 수 있다.

한의학에서는 임신 10개월 동안 배 속에 있었던 태아는 뜨거운 체질이기에 마치 아랫배 안에 핫백을 넣고 생활한 것처럼 몸에서 열이 나다가 출산 후 태아가 자궁에서 빠져나가면 몸 안의 온도가 급격히 떨어지는 것으로 생각하였다.

그렇기에 예로부터 분만한 산모는 따뜻한 방에서 안정을 취하게 하였다.

분만 후 몸을 따뜻하게 하는 이유는

* 몸을 따뜻하게 하여 분만 시 생기는 상처 부위의 혈액 순환상태를 개선시켜 회복을 촉진시킴

* 자궁 속에 남아 있는 태반의 찌꺼기와 부산물 배출을
  도와줌
* 몸 안의 노폐물이 땀으로 빠져나가 붓기를 회복시켜 줌
* 지치고 힘든 몸을 따듯하게 함으로써 긴장을 완화시키
  고 몸을 이완시킴

등이다.

그러므로 산후조리 기간에는 집 안과 방 안의 온도 조절,
옷을 입는 방법, 몸을 따뜻하게 하는 기타의 노력들이 강조
된다.

집 안과 방 안의 온도는 산모가 따뜻한 느낌을 느끼는
정도면 충분하다. 너무 온도가 높을 경우 과도하게 땀이 날
수 있으며 땀이 피부에서 증발하면서 오히려 오한을 느낄
수 있기 때문이다.

또한 의복은 맨살이 드러나지 않는 긴 옷을 착용해 왔는
데 맨살에 찬바람이 접촉되지 않게 하기 위함이다. 그리고 한
여름에도 양말을 신게 하여 특히 발을 따뜻하게 해 주었다.

발이 차가우면 혈액순환에 지장을 줄뿐더러 약한 발목 관
절이 차가운 공기에 노출될 경우 곧바로 산후풍에 걸릴 수
있기 때문이다.

몸을 따뜻하게 하는 전통 산후조리법은 아무리 강조해도
지나침이 없다.

다만 저자의 경험상 요사이 산후조리원에서 찜질방을 설치하여 산모들에게 더운찜질을 하게 하는 경우가 있는데 자칫 땀 과다 증상을 유발시켜 오히려 산후풍 발병 확률을 높일 수 있으므로 과도한 찜질이나 족욕, 반신욕 등은 산후조리 기간에 피하는 것이 좋다.

아무리 좋은 방법이라 하여도 과하면 항상 문제가 되는 법이다.

<h1>4 | 전통 산후식 미역국과
금기음식</h1>

전통 산후조리 방법에서 출산한 산모에게 주는 대표적인 산후음식이 바로 미역국이다.

그렇다면 과연 미역에는 어떠한 성분과 효능이 있기에 예전부터 산후조리식의 으뜸으로 전해 내려오는 것인가?

미역은 다시마과에 속하는 식물로 우리나라와 일본 근해에서 자란다.

당나라 『초학기』에 고려사람들이 고래가 새끼를 낳고 상처를 치유하기 위하여 미역을 먹는 것을 보고 출산한 산모에게 미역을 먹게 했다는 기록이 나온다.

동의보감에 보면 미역을 '해채'라 하여 "해채는 답답하고 열이 나는 것을 치료하고 뭉친 기운을 잘 풀어 주며 오줌을 잘 나가게 한다."라고 씌어 있다.

미역은 40여 종의 미네랄과 DHA를 비롯한 리놀산, 섬유소, 비타민 등이 풍부해 산후 자궁수축과 지혈에 효과적이며 쌀의 200배, 시금치의 25배, 우유의 13배나 되는 칼슘이 들어 있어 출산으로 부족해진 칼슘을 충분하게 보충해 준다.

또한 물에 끓인 미역은 일간산이란 섬유질이 많아 몸속에 있는 콜레스테롤이나 발암물질 등 병원성 독성물질을 몸 밖으로 배출시킨다. 그렇기에 피를 맑게 한다고 전해지는 것이다.

산후조리 측면에서 본 미역국은 체력을 강화시키고 피로와 권태감을 감소시켜 산후 회복을 돕는다. 또 젖을 잘 돌게 하여 모유 분비를 촉진시켜 주며, 분유와 맞먹는 함량의 칼슘이 들어 있어 부실해진 뼈와 이를 튼튼하게 해 주는 역할도 한다. 무기질, 비타민, 섬유질 등이 풍부한 반면 열량이 낮아서 비만 예방에도 효과적이다. 우리나라의 산모들은 짧게는 출산 후 1～2주에서 길게는 3주 이상까지 미역국을 먹는다.

밥을 넣은 쇠고기 미역국은 그 자체로만 500kcal의 열량을 낼 정도로 충분한 영양식이 되며 갑상선 호르몬인 티록신을 만드는 원료로 쓰이는 요오드 성분이 많이 들어 있어 산후 갑상선 질환 예방에도 도움을 준다.

이러한 여러 가지 효능들로 인하여 예나 지금이나 산후조리 기간의 가장 대표적인 음식으로 여겨지고 있으며 외국에 진출한 산후조리 업체들의 보고에 따르면 외국 산모들도 미역국의 맛과 효능에 반해 많이들 찾고 있다고 한다.

산후조리 기간에는 적극 권장하는 미역국 식사 외에 금기시하는 음식들도 있다.

매운 음식과 짠 음식은 모유에 좋지 않은 영향을 줄 수 있다고 하여 금시기하며, 차가운 음식은 치아나 잇몸에 찬 기운(냉기)이 침입하여 산후풍의 일종인 풍치를 유발할 수 있기에 금기시하였고, 질기고 단단한 음식 역시 산모의 치아보호와 소화 장애를 우려하여 금하였다.

또한 술이나 날 음식도 모유에 영향을 주거나 산모의 치아 보호 그리고 건강을 위하여 금기시하였는데 이러한 전통 산후조리 방식은 현재에도 대부분 이어지고 있으며 한의학적으로도 이치에 맞는 금기사항들이다.

5 | 일상적인 생활

조선왕조실록 세종 12년 10월 19일자 기록에 보면 관비가 출산할 경우 산전 1개월부터 산후 100일간 휴가를, 관비의 남편이 관노인 경우 30일간의 휴가를 각각 줬다고 쓰여 있다.

또한 경국대전을 보면 관비에게 출산 전후 80일의 휴가를 줬으며 남편이 관노인 경우 15일간의 휴가를 줬다는 기록이 나온다.

이는 예전부터 출산을 준비하는 산모와 출산한 산모 그리고 옆에서 산후조리를 돕는 남편에게 충분한 시간을 주는 관습이 있었던 것이다.

관가의 노비에게도 산전 1개월, 산후 100일의 휴가를 주었다면 사대부집 양반 가문의 출산 문화는 이보다 더 적극적인 산후조리를 하였을 것이다.

흔한 이야기 중 하나가 "누구누구는 출산한 지 며칠 만에 밭에 나가서 일을 하였는데도 멀쩡한데 누구는 집 안에만 누워 조리를 하는데도 힘들다 한다."라는 말이다.

그러나 출산한 산모마다 기본적인 체력이나 체질이 다르

고 출산 과정이나 조리환경이 다르기에 다른 이들과의 비교는 절대 금물이다.

일반적으로 출산 후 산모의 몸은 기력이 저하된 상태일 뿐만 아니라 관절기능이 약화되어 조그만 무리한 일이나 동작에도 쉽게 인대가 늘어나거나 관절에 통증이 발생할 수 있다.

그러므로 일반적인 집안일들은 남편이나 가족들의 도움이 필요하며 모유수유나 육아도 힘들게 하여서는 안 된다.

일예로 모유수유를 위하여 유방을 무리하게 혼자 마사지를 한 후에 손목이나 손가락 관절에 통증이 발생하는 경우가 많다. 평소 관절 상태라면 유방 마사지 정도는 그리 무리한 일이라 볼 수 없으나 출산 후 산모의 관절 상태는 다르다.

그러므로 출산 후 삼칠일간의 적극적인 산후조리 기간과 100일간의 회복기간엔 평소보다 매사를 주의하고 무리한 일이나 동작을 금하는 행동이 필요하며 조심해서 나쁠 것은 하나도 없다고 생각한다.

전통적 산후조리법에서 권장하는 행위
- 정신적, 정서적 안정을 취한다.
- 충분한 휴식과 수면을 취한다.
- 몸을 따뜻하게 하고 따뜻한 방에서 몸에 바람이 들어
  가지 않게 긴 옷을 입는다.

(여름에도 양말을 신고 긴 옷을 입는다)

- 따뜻한 물로 뒷물을 한다.

- 누워서 가볍게 움직인다.

- 산후에 방문객을 제한한다.

- 미역국을 먹고 맵거나 짠 음식, 차가운 질긴 음식을
  피한다.

[6 | 신세대 여성의 산후조리]

시대와 환경의 변화에 따라 신세대 여성들의 산후조리법에도 변화가 필요하다.

전통의 산후조리법 중에 필수적인 원칙들은 따라 하면서 현대 환경의 변화에 따른 새로운 산후조리법도 필요하다고 생각한다.

요즘 50~60대 어머니 세대들은 젊은 엄마들의 산후조리에 대해 부러움 반, 서러움 반으로 이런 얘기들을 하곤 한다.

"나는 밭에 나가 일하다가 들어와서 애 낳고 바로 일어나 가족들 밥상을 차렸다."

물론 그 시대에는 상황이나 분위기를 보건대 가능한 얘기였다.

그러나 가만히 보면 50~60대 어머니 세대들은 대부분 늘 몸이 여기저기 마디마디가 아프고 시린 산후풍 증상을 많이 호소한다.

전통적으로 내려오던 산후조리의 중요성이 먹고살기 힘들었던 50~60년대에 잠시 잊혔던 것 같다.

현대의 신세대 여성들은 예전처럼 논밭 일을 많이 하지 않으며 여러 가지 집안일들을 세탁기나 식기세척기 등 기계의 도움을 많이 받는다.

그렇기에 어떤 면에서 본다면 예전 어머니 세대들보다 기초 체력 면에선 떨어진다고 생각할 수도 있다.

한마디로 영양적인 측면에서는 월등히 나아졌지만 오히려 체력적인 면에서는 훨씬 떨어진 것이다.

또한 냉난방기기의 발달로 여름에는 시원한 에어컨이 사방에서 나오고 겨울에는 집 안의 난방이 잘 되어 외부의 차가운 겨울바람에 더욱더 약해져 있다.

이러한 환경과 체질의 변화가 요즘 신세대 여성들에 '산후풍' 발병 비율을 높이는 것 같다.

그러므로 기본적인 체력증진을 위하여 외국에서처럼 임신 기간 중 적극적인 운동이 필요하며 가급적 아이는 적은 체중으로 출산하는 것이 좋고 출산 후에는 철저히 준비된 산후조리가 필요하다.

집에서 가족이나 산후도우미의 도움을 받으며 산후조리에 임하든지, 여의치 않으면 산후조리원을 이용하여 최소 3주 이상의 산후조리를 하여야 한다.

전통적인 산후조리법을 단지 전래되어 내려오는 민간요법 정도로 간과하지 말고 출산과 산후조리가 평생의 건강을 좌우한다는 생각으로 조심 또 조심하여야 한다.

출산 후 전통 산후조리를 무시하면서 산후조리를 제대로 하지 않아 난치성 산후풍에 걸려 몇 년 이상 제대로 외출도 못 하고 일상적인 일도 하지 못하던 환자들을 수없이 만나 본 저자의 입장에서는 병에 걸려 고생하지 말고 미리미리 예방하는 것이 최선이라는 생각이 떠나질 않는다.

미국이나 유럽에서는 출산 후 바로 운동을 시키고 찬 음식을 먹이며 외출도 제한하지 않는데 왜 우리나라에서는 이런저런 금기사항들이 많고 지켜야 할 조리법들이 많은 것일까?

이런 의문을 가지고 한여름에 덥다고 에어컨을 틀고 찬 물에 샤워를 하고 찬 음식을 먹고 출산 후 외출이나 쇼핑, 그리고 조리기간 없이 바로 일터에 나가는 산모들이 있다.

우리나라의 전통 산후조리 방식은 우리나라의 환경과 풍토 그리고 산모의 체질을 고려하여 예전부터 내려오는 경험적 방식이다.

한의학 역시 경험의학이라도 말한다.

수많은 사람들이 오랜 기간 동안 경험을 통하여 습득한 방법들은 다 그만의 이유가 있으며 여러 형식으로 개선되어 내려온 것이다.

한의학에서는 사상체질이라 하여 네 가지로 체질을 구분하여 음식과 일상생활을 주의하게 한다. 하물며 우리나라 산모와 미국의 산모가 기후와 풍토 체질이 같겠는가?

서양인들은 양(陽)적인 체질이고 우리는 음(陰)적인 체질이다. 그래서 서양인은 산후에 금방 샤워를 해도 별문제가 없고 우리는 삼칠일이 지나야 그것도 조심스럽게 샤워를 할 수 있는 것이다.

또한 서양의 산모들은 대부분 체격이 크고 골반이 넓으며 출산하는 아이의 머리는 작은 편이다. 한마디로 자연분만 시 그리 오랜 시간 동안의 진통도 없으며 고통도 적은 것이다.

저자의 경험상 외국에서 출산 후 전통적인 산후조리를 하지 못하여 산후풍에 걸리고 외국 병원에서 제대로 된 치료를 받지 못하여 결국 귀국하여 치료를 받은 산후풍 환자들도 많다. 또한 일전에 진료한 중국에서 출산 후 산후풍에 걸린 환자는 산후풍으로 몸이 시리고 저려 중국의 찜질방에 가 보면 본인과 같은 중국인 환자들이 많다고 전한다.

일본의 경우도 출산 후 일정 기간 동안의 산후조리 기간을 정하여 출산 후 산모의 건강 회복에 힘을 쓰고 있다.

이는 동양권 여성들이 출산 후 겪게 되는 몸의 변화와 산후조리의 필요성에 공통적인 점이 많다는 것을 의미한다.

결론적으로 전통을 중시하면서 새로운 환경에 적응해 나가는 산후조리법이 필요한 것이다.

제 4 장

올바른 산후조리법

1 | 산후조리의 기본원리

임신과 출산으로 발생하는 산모의 여러 가지 변화를 임신 전의 건강한 상태로 회복시키기 위한 출산 후 조리법에는 몇 가지 원칙이 있다.

첫째, 몸을 따뜻하게 하고 찬 것을 피하기

출산 후에는 체내 수분을 발산하기 위해 온몸의 땀구멍이 열려 있는 상태이다. 따라서 산모가 몸을 회복하기도 전에 찬바람을 쐬면 찬 기운이 뼛속으로 침입하여 전신이 시리게 되고 관절에 통증이 생기고 팔다리가 저리거나 시린 증상이 나타난다.

산후풍에 걸리면 날씨가 따뜻할 때는 혈관이 팽창되어 잘 느끼지 못하다가도 추워지면 다시 발목이나 팔목이 시큰거리고 뼛속에 바람이 들어오는 듯한 증상에 시달리게 된다.

따라서 출산 후에는 특히 관절 부위가 맨살로 찬바람에 노출되지 않도록 주의하고 체온유지에 관심을 기울여야 한다. 특히 삼칠일 동안은 바깥출입을 삼가는 것이 좋다. 면역기능이 떨어진 상태에서 산모가 찬바람을 쐬면 쉽게 감기에 걸릴 수 있을 뿐만 아니라 자칫 냉기(찬기운, 찬바람)가 깊은 곳까지 침입하는 산후풍에 걸릴 수도 있다.

찬 것을 먹거나 만지는 것도 좋지 않다. 우리 몸을 찬바람에서부터 막아 주는 방어력이 저하된 상태에선 찬 음식을 먹거나 몸을 차갑게 하면 쉽게 냉기(찬기운, 찬바람)가 침입하게 된다.

특히 몸이 냉한 체질이나 체력이 약한 산모의 경우 더욱 주의해야 한다.

둘째, 일하지 않고 쉬기

출산 시 많은 에너지의 소모로 인하여 산모는 기진맥진 상태가 된다. 그러므로 산후조리의 기본 원칙 중 하나는 충분한 휴식이다.

또한 출산 후 산모의 관절들은 평소보다 무척이나 약해진 상태이기에 작은 동작이나 일에도 쉽게 인대가 늘어나거나 통증이 발생한다. 무리한 일을 하지 않고 쉬어야 하는 또 한 가지 이유이다.

휴식을 취할 때는 푹신한 침대보다는 따뜻하고 단단한 침대나 온돌방에 누워서 척추를 비롯한 다른 관절에 무리가 가지 않도록 쉬는 것이 중요하며 수시로 자세를 바꾸어 한쪽으로만 체중이 실리지 않게 하는 것이 좋다. 아울러 출

산 후에는 빈혈이 생기기 쉬우므로 상체를 약간 세운 자세
로 누우면 어지럼증과 두통을 줄일 수 있다. 산모는 하루
한 번씩은 낮잠을 자는 것이 좋으며 오후 2~3시쯤에 길게
는 1~2시간, 짧게는 30분이라도 낮잠을 자면 산후 회복에
도움이 된다.

셋째, 잘 먹기

출산한 산모가 잘 먹어야 하는 이유는 매우 많다.

출산 후 몸의 빠른 회복과 모유수유 및 기력을 증진시켜
산후풍을 예방하기 위함이다.

식욕을 돋우는 열량이 높은 음식을 먹도록 하며, 산모는
피로가 누적되어 있는 상태이므로 충분한 휴식과 함께 영
양보충을 해야 한다. 우리나라는 옛날부터 산후에 미역국을
많이 먹고 있는데, 이는 미역에 함유되어 있는 요오드와 무
기질 성분이 소화를 잘 시키고 혈을 맑게 해 주는 효능이
있으므로 산모에게 매우 좋은 음식이다. 이 밖에도 따뜻한
우유나 고기즙, 죽 등을 조금씩 먹도록 하며 일반적인 음식
섭취는 약 2주 정도 경과된 후가 좋다.

그리고 유즙 분비를 좋게 하는 음식으로는 생선, 소고기,
계란, 닭고기 등의 동물성 단백질이 많이 함유된 음식과 과
일, 채소 등의 칼슘, 철분, 비타민이 함유된 식품을 함께
섭취하는 것이 좋다.

넷째, 무리하게 힘을 쓰지 않고 몸을 보호하기

출산 후 산모의 관절은 평소보다 많이 약해진다. 조그만 일에도 쉽게 통증과 산후풍이 발생할 수 있으므로 무리한 일이나 동작은 삼가야 한다.

간단한 식사 준비나 아기 옷 입히기 같이 힘들지 않은 일은 3주가 지난 후부터 하는 것이 좋으며 특히 부엌일을 산모 혼자서 전담하는 것은 무리이므로 남편이나 산후도우미의 도움을 받도록 한다.

다섯째, 청결에 주의하기

출산 후에는 땀이나 오로 같은 분비물이 배출되기 때문에 피부가 불결해지고, 자궁경부나 회음 절개 부위는 세균 감염으로 염증이 생기기 쉽다.

산욕 초기에는 자궁 내막이 아직 완전히 회복되지 않았으므로 세균의 감염을 방지하기 위해서 오로를 처리하는 손이나 기구 및 탈지면을 충분히 소독한다. 특히 외음부를 항상 청결하게 하여 세균이 침입하지 못하도록 주의하여야 한다. 미온 살균수와 소독수를 적신 탈지면으로 1일 2회 정도 외음부를 위쪽에서 아래쪽으로 향하여 닦아 주는 것이 좋으며 산후 1주간 시행한다. 가벼운 샤워는 삼칠일이 지난 후에 하는 것이 좋으며 그전에는 따뜻한 물수건을 이용하여 몸을 씻어 주는 것이 좋다.

2 | 의복, 침구류, 거주환경

🐛 산후조리 기간 중 적절한 옷 입기

산후조리할 때 옷차림의 기본은 몸을 조이지 않게 헐렁하게 입는 것과 맨살이 드러나지 않게 긴 옷과 양말을 착용하는 것이다.

허리띠나 고무줄 등으로 몸을 조이면 부기가 더디게 가라앉을 수 있으며 관절에 무리를 줄 수 있기에 편안하면서도 땀 흡수가 잘 되는 면소재의 옷이 좋으며 단추나 지퍼가 외부로 노출되어 있는 옷은 피한다. 자칫 아기를 다치게 할 수 있기 때문이다.

그리고 출산 후에는 겉옷 못지않게 중요한 것이 속옷이다.

출산 후 속옷은 수유하기에 편하고, 흐트러진 몸매를 바로잡아 주기 때문이다. 기능성과 편리성을 고루 갖춘 속옷을 구입해서 입는 것이 좋다. 속옷을 고를 때에는 먼저 수유기간에 젖에서 분비물이 나오기 때문에 패드가 들어간 브래지어가 좋으며 아기에게 젖을 쉽게 먹이기 위해 여밈 장치가 앞에 달린 브래지어와 끈이 넓은 브래지어를 택한다. 또 팬티는 오로나 땀을 잘 흡수할 수 있는 면 소재가 좋다.

또한 찬 기운(냉기, 찬바람)이 맨살에 닿지 않게 하기 위하여 얇은 내복이나 긴 옷을 입어야 하며 한여름에도 가급적이면 양말을 신고 생활하고 잘 때도 수면용 양말을 착용하는 것이 좋다.

🕷 산후조리 시 침구류 선택

산후조리 기간엔 요통방지를 위해 침대보다는 따뜻한 온돌바닥에서 잠을 자는 것이 좋다. 푹신한 침대 매트리스는 누워 있는 동안 허리의 근육이 경직되어 요통을 유발할 수 있기 때문이다. 다만 오랜 습관으로 침대가 편한 경우와 무릎관절이 좋지 않은 경우엔 가급적 단단한 침대매트리스를 사용한다.

이불은 두꺼운 것보다는 얇은 이불을 여러 장 준비해서 더우면 한 장씩 벗겨내면서 체온을 조절해야 한다. 적절한 체온 조절이 전체적인 산후조리를 좌우할 수 있다.

따뜻한 온돌에서 푹신하고 편안 요를 깔고 잠을 자거나 휴식을 취하는 것이 좋으며 베개는 높지 않고 평평하면서 넓은 것을 선택하여 사용하는 것이 좋다.

🕷 산후조리 시 거주환경과 방 온도

산후조리 시에는 거주환경도 매우 중요하다.

외풍이 심한 방은 피해야 하며 창문이 완전히 닫히지 않아 외부의 찬바람이 들어오는 환경도 좋지 않다.

건조한 겨울에는 가습기나 젖은 수건을 이용하여 습도를 조절해야 하며 다만 가습기에서 나오는 습하고 찬 공기가 맨살에 직접 닿지 않도록 주의한다.

출산한 후에는 몸을 따뜻하게 해야 한다고 방 안을 너무 덥게 하는 경향이 있는데 자칫 방 안은 덥고 마루나 화장실은 온도가 낮은 경우 찬 기류가 형성되어 감기나 산후풍의 원인이 되기도 한다.

겨울철에는 방의 온도가 25~27도, 습도는 40~60%가 적당하며, 여름철의 경우엔 방이 뜨끈뜨끈할 정도로 난방을 할 필요는 없으며 땀이 과도하게 나는 경우엔 간접적으로 에어컨이나 선풍기, 창문을 이용하여 온도를 적절히 조절해 주는 것이 좋다

물론 선풍기나 에어컨의 바람이 직접 맨살에 닿는 것은 금물이다.

이미 잘못된 산후조리로 산후풍에 걸린 산모의 경우 조그만 온도 변화에도 매우 민감하기 때문에 1~2도의 온도 조절도 매우 중요하다.

몸에 따뜻한 느낌이 있으면서도 더워서 땀이 나지 않는 정도의 온도가 좋으며 개인의 체질에 따라 온도의 조절이 필요하다.

[3] 산후조리 시 몸 씻기

전통적인 산후조리 방법에서는 출산 후 삼칠일이 지나기 전까지는 몸을 씻는 것을 금지하고 있다. 그렇다면 산후조리 기간 동안 몸을 씻는 건 어떤 방법이 좋을까?

출산 후 삼칠일까지 몸을 씻거나 목욕을 금하는 이유는 아마도 외음부에 염증이 생기는 것에 대한 우려와 찬 기운이 몸에 침입하는 산후풍에 대한 예방차원인 것 같다.

그러나 너무 몸을 씻지 않으면 특히 더운 여름철의 경우 회음부가 습해지며 짓무르고 염증도 생길 수 있으며 청결에도 문제가 생기게 된다.

일단 출산 후 3주까지는 따뜻한 물수건을 이용하여 몸을 씻어 주는 것이 좋다.

머리를 감는 것도 되도록 수건에 물을 적셔 두피를 가볍게 마사지하는 정도로 만족해야 한다.

만약 가벼운 샤워를 하고 싶다면 출산 후 2주부터 따뜻한 물을 틀어 욕실 안에 온기가 퍼진 뒤에 무릎과 허리의 부담을 덜기 위해 선 채로 머리를 감고 가볍게 하는 것이 좋다.

　욕실 안에서 물기를 다 닦은 후 머리는 따뜻한 바람이 나오는 드라이기로 가까이 대지 않은 상태로 말리고 맨살을 내놓지 않는 긴 내복을 입고 욕실에서 나오는 것이 좋다.

　자연분만을 한 산모의 경우엔 회음부의 상처와 질 등에 염증이 생기는 것을 방지하기 위해서는 하루에 1~2회 따뜻하고 소독된 물로 좌욕 해 주는 것이 좋다. 다만 회음부 절개로 심한 통증이 있는 산모는 합병증이 생길 수 있으므로 주의한다.

　한편 삼칠일이 지난 다음에 바로 대중목욕탕이나 사우나, 찜질방을 가는 산모도 있는데 이는 좋지 않다. 출산 후 면역력과 방어력이 약해진 상태에서 사우나나 찜질방에 가면 땀구멍이 열려 그 사이로 찬바람이 들어갈 수 있기 때문이다. 그리고 어느 정도 몸이 회복되고 나면 탕 속에 들어가 목욕을 하고 싶겠지만, 탕 속에 들어가는 것은 오로가 끝나는 시기인 산후 5~6주 이후부터가 안전하다. 깨끗한 물이라 해도 오랫동안 탕 속에 있으면 감염에 노출될 수 있으며 오랜 입욕은 기운을 떨어뜨려 피로를 부를 수 있기 때문이다.

　우리는 흔히 겨울철 목욕 후 물기를 다 말리지 않은 상태에서 찬바람을 맞을 때 뒷목에 싸늘한 느낌이 들면서 감기에 걸리는 경우를 경험한다.

　목욕 후 땀구멍이 열린 상태에선 찬바람이 쉽게 몸 안으로 침입할 수 있으며 특히 물기가 남은 상태에선 수분이 증발하면서 피부의 온도가 순간적으로 내려가 한기를 느낄 수 있다.

산후조리 시에도 마찬가지이다.

그러므로 여러 가지로 불편하고 힘들더라도 출산 후 바로 샤워나 목욕은 피해야 하며 특히 여름철 시원한 물로 몸을 씻는 것은 금기사항이다.

또한 출산 후 100일까지는 뜨거운 물에 목욕이나 장시간 목욕하는 것도 좋지 않다.

그리고 샤워나 목욕 후에는 반드시 물기를 모두 말리고 내복을 입고 집 안에 창문을 닫은 상태에서 욕실 밖으로 나오는 주의도 필요하다.

[4 | 산후조리 시 식생활]

산후조리 시 식이요법은 출산한 산모와 태어난 아이에게 매우 중요한 조리방법이다.

출산한 산모는 식욕을 돋우는 열량이 높은 음식을 먹도

록 하며, 피로가 누적되어 있는 상태이므로 충분한 휴식과 함께 영양 보충이 필요하다.

산모의 몸에 필요한 영양소는 단백질, 지방질, 당질(탄수화물), 무기질, 비타민 등 5대 영양성분 중 출산 후 부족하기 쉬운 영양분의 보충과 모유를 수유하기 위한 영양의 공급 등의 이유로 평소와는 달라진다.

* 필요한 영양분
- 단백질과 철분
: 출산 시 소모된 혈액을 보충하기 위하여 필요하다. 특히 단백질은 산모의 회복에 있어 가장 중요한 성분으로 약해진 근육이나 인대 힘줄과 상처의 회복을 위해 필수적이다.
: 단백질(생선구이, 치즈, 계란찜, 불고기, 계란말이, 두부조림, 꼬리곰탕, 우족탕)
철분(미역, 다시마, 시금치)
- 탄수화물
: 부족해진 에너지 보충을 위하여 필요하다.
: 잡곡밥, 콩밥, 보리밥, 볶음밥, 비빔밥, 도토리묵 무침, 감자조림
- 칼슘
: 임신과 모유수유로 뼛속의 칼슘이 많이 빠져나가기 때

문에 칼슘의 섭취는 중요하다.

: 사골곰탕, 우족탕, 갈비탕, 우유, 두유, 뱅어포

– 지방: 불포화 지방산 보충

: 땅콩죽, 잣죽, 참기름, 식용유

– 비타민

: 세포의 재생과 상처의 회복 그리고 유즙분비 촉진, 관절기능 강화를 위하여 필요하다.

: 차갑지 않은 야채와 과일, 표고버섯볶음, 나물류, 깻잎전, 물김치, 백김치

– 수분

: 출산으로 손실된 수분 보충이 필요하다.

: 따뜻한 보리차, 상온의 요구르트, 미숫가루

출산 후 약해진 치아와 잇몸의 보호를 위하여 부드러운 음식 섭취가 필요하며 산후풍 예방을 위하여 찬 음식을 금하며 모유수유를 위하여 짜거나 맵고 자극적인 음식도 피하는 것이 좋다.

이러한 조건들에 맞는 산후 조리식이 바로 미역국이다.

우리나라는 옛날부터 산후에 미역국을 많이 먹고 있는데, 이는 미역에 함유되어 있는 40여 종의 미네랄과 섬유소, 비타민 등의 영양분이 산후 자궁수축과 지혈에 좋으며 칼슘이 풍부하여 출산으로 부족해진 칼슘을 보충해 준다. 또

한 요오드와 무기질 성분이 소화를 잘 시키고 피를 맑게 해 주는 효능이 있으며 산후 변비예방에도 효과적이다.

그러나 아무리 좋은 음식이라도 과하면 문제이니 출산 후 3주 이상 계속하여 미역국만 먹는 것은 영양의 편중을 유발하며 산모에게도 좋지 않다.

또 같은 미역국이라 하여도 처음엔 미역만 넣고 끓이고 다음엔 흰살 생선이나 멸치를 넣고 끓이고 또 다음엔 조갯살이나 소고기를 넣고 끓여 여러 가지 영양분을 보충케 하며 한 가지 음식에 질리지 않게 하는 것이 좋다.

이 밖에도 따뜻한 우유나 고기즙, 죽 등을 조금씩 먹도록 하며 일반적인 음식 섭취는 약 2주 정도 경과된 후가 좋다.

그리고 유즙 분비를 좋게 하는 음식으로는 생선, 소고기, 계란, 닭고기 등 동물성 단백질이 많이 함유된 음식과 과일, 채소 등의 칼슘, 철분, 비타민이 함유된 식품으로 함께 섭취하는 것이 좋다. 레몬, 식초, 무즙, 겨자와 같은 강한 향신료를 이용한 생미역 겨자초 무침, 해파리냉채 혹은 야채나 과일을 이용한 샐러드 등은 식욕을 돋우어 주므로 권할 만하다.

특히 빈혈 예방을 위한 철분 섭취가 중요하며, 철분이 풍부한 간, 콩팥, 쇠고기, 말린 과일, 견과류, 잎 푸른 채소(무청), 전곡분을 섭취하도록 한다. 커피나 홍차는 철분 흡수를 저해하므로 되도록 삼가도록 한다.

5 | 제왕절개 수술 후 산후조리

일본의 경우 제왕절개로 출산한 산모에게는 2주간의 입원을 원칙으로 하고 있다.

그 이유는 제왕절개로 출산한 산모가 자연분만을 한 산모보다 몸의 회복이 더디기 때문이다.

간혹 제왕절개로 출산한 산모들이 산후조리를 소홀히 하는 경우가 있는데 이는 잘못된 것이다.

수술을 통한 출산은 출혈도 많고 수술 부위의 염증가능성과 부작용도 고려해야 한다.

특히 여름철 수술실의 온도는 염증방지를 위하여 상온보다 낮게 유지하므로 수술 후 바로 보온에 신경 쓰는 것이 필요하며 수술 부위를 소독된 거즈로 자주 소독하여 염증을 예방하여야 한다.

또한 수술 후 병원에서는 항생제를 기본적으로 투여하나 평소 몸이 찬 체질의 소음인 경우엔 항생제의 성질 역시 차갑기 때문에 설사가 나거나 속이 불편할 수 있다.

그러므로 항생제 복용 시 다른 음식 복용은 더욱더 따뜻하고 소화가 잘 되는 것으로 선택해야 한다.

수술한 배는 무리한 힘이 가해지면 위장의 소화기능이나 배변기능에 문제가 생기거나 수술 부위가 터질 위험이 있기에 움직일 때의 자세를 조심해야 한다.

그리고 제왕절개한 산모는 상처 부위가 아프더라도 걸어서 방귀가 빨리 나오도록 해야 하는 것이 좋다. 또 커졌던 자궁이 후굴될 수 있으므로 너무 누워 있는 것은 좋지 않으며 자주 자세를 바꿔 주는 것이 필요하다.

이렇듯 제왕절개로 출산을 하는 경우 회복도 늦고 항생제를 맞거나 복용해야 하며 1주 이상 입원도 해야 하기에 가급적이면 임신 기간 동안 적극적인 운동과 체중조절로 자연분만을 할 수 있도록 노력하는 것이 산모의 건강에 좋다.

[6] 시기별 산후조리법

산후조리 방법은 출산 후 시기별로 구분되어 지켜져야 한다.

1. 출산 당일

* 머리는 높이 하고 무릎은 세워 편안히 누워 있는다. 오

로 배출에 도움이 되는 자세이다.

* 내의와 양말을 반드시 착용하고 조그만 바람도 들어올 수 없게 한다.

* 출산 후 가급적 빠른 시간 안에 젖을 먹이는 것이 좋다. 자궁 수축, 오로 배출에 도움이 되며 산후 질병도 예방할 수 있다. 젖이 안 나오더라도 빨려야 모유분비가 촉진된다.

2. 삼칠일까지 - 절대 안정의 시기

* 분만 당일~산후 1일째: 누워서 손발만 움직인다.

* 산후 2~3일째: 누워서 몸을 자유로이 움직일 수 있다. 식사와 수유 시에는 앉아도 좋다. 가능한 한 일어나서 걷지 않는다. (척추, 골반과 무릎 보호)

* 산후 4~6일째: 실내를 가볍게 걸어 다닌다.

* 산후 7~14일: 집 안을 자유로이 돌아다녀도 되나 절대 무리해서는 안 된다.

* 산후 21일까지: 힘이 드는 일을 제외하고 가벼운 일들을 처리할 수 있다. 자궁 후굴의 예방을 위해 하루 2회씩 20분간 배를 깔고 엎드려 있는다.

3. 백일 이전까지 주의 점

* 세수 – 가급적 물을 적셔서 하기보다는 물수건과 마른 수건을 준비해서 물수건으로 먼저 얼굴을 닦고 바로 마른 수건으로 얼굴의 물기를 없애는 방법으로 한다.

* 양치질 – 무리하게 칫솔질을 하면 치아나 잇몸에 충격을 주므로 주의한다. 가급적 심한 칫솔질을 삼가고 소금물이나 양치액으로 입 안을 헹구는 정도나 죽염 소금을 손가락에 묻혀 살살 문지르는 정도의 방법이 좋다.

* 머리감기 – 머리감기는 산후 2주째부터 따뜻한 물로 서서 감도록 한다. 물의 온도와 찬바람에 주의하며 감은 후 물기를 완전히 말린다.

* 샤워 – 샤워는 최소 산후 2주째 이후에 하고 탕 목욕은 '오로'가 끝나는 5∼6주 뒤부터 한다.

* 대중탕 이용과 파마는 백일 지나서 한다.

* 부부관계를 갖지 않는다 – 오로가 끝나고 의사가 괜찮다고 했을 때나 출산 후 첫 생리를 한 뒤에 한다. 첫 생리는 모유수유 중이면 산후 12∼16주 후, 그렇지 않으면 4주경에 한다. 무리하게 부부관계를 하면 자궁에 찬 기운이 들어 산후풍이 발병할 수 있으므로 주의한다.

* 외출 – 산후 3주까지 찬바람이 직접 피부에 닿지 않게 하고 굳이 외출해야 한다면 한 달 이후에 외출한다.

* 집안일 - 산후 3주부터 가벼운 식사 준비와 설거지를 할 수 있다. 청소기를 사용하는 가벼운 청소는 4주째, 걸레질이나 손빨래 등은 5~7주째부터 하는 것이 좋다. 행주나 걸레 비틀어 짜기는 피하는 것이 좋다

* 독서, 신문, TV 시청 금지(시력보호) - 산모는 출산 직후 시신경이 약해지고 빈혈 상태이므로 최소 한 달간 무리한 독서나 TV 시청을 피하는 것이 좋다.

* 운동 - 출산 삼칠일 후 가벼운 운동을 시작한다. 하루 10~30분 체력과 관절상태에 맞게 시행한다.

* 음식 - 산후 3~6주 이전엔 마른 오징어처럼 질기거나 땅콩처럼 딱딱한 음식은 좋지 않다. 맵고 짠 음식도 피한다. 찬 것도 먹지 않는다.

* 다이어트를 무리하게 하지 않는다 - 모유수유일 경우 산후 6개월, 그렇지 않을 경우는 3개월 뒤에 본격적으로 시작한다.

7 | 계절별 산후조리법

산후조리의 기본원칙과 방법은 계절에 따라 다르지 않으나 계절별 환경의 변화에 따른 주의할 점이 있어 정리해 본다.

봄철의 산후조리

산후조리하기에 이 계절만큼 좋은 계절은 없다.

하지만 아무리 좋은 계절이라도 출산한 산모는 항상 몸을 잘 돌봐 주어야 한다.

봄에는 아침 기온이 특히 차므로 아침 일찍 외출은 삼가야 하며 꼭 외출이 필요할 때에는 여러 겹의 옷을 입어 보온에 신경을 써야 하며 찬바람이 옷 사이사이에 들어가지 않도록 한다. 춥지도 덥지도 않은 계절이라고 해서 가볍게 옷을 입으면 곤란하다.

산모가 있는 방은 따뜻하게 해야 하지만, 너무 덥거나 땀이 많이 난다면 온도를 낮추고 땀 흡수가 잘 되는 두꺼운 이불을 덮어 준다.

💕 여름철 산후조리

1. 선풍기나 에어컨 바람을 직접 쏘이지 않는다

여름철에 산후조리를 하다 보면 아무래도 찬 음식을 먹거나 찬바람을 쏘일 경우가 많아진다. 하지만 찬 음식을 많이 먹으면 이가 상할 염려가 있고, 찬바람을 쏘이면 산후풍의 원인이 되므로 주의한다. 에어컨 바람은 물론 가능하면 선풍기 바람도 직접 쏘이지 않도록 한다. 이를 위하여 덥고 불편하더라도 긴 소매 옷과 얇은 양말을 착용하는 것이 좋다.

2. 지나치게 땀을 흘리거나 더위를 느끼지 않도록 주의한다

여름에 몸조리를 할 때는 지나치게 방을 덥게 하거나 두꺼운 이불을 덮을 필요는 없다. 땀을 많이 흘리면 감염의 우려가 있고, 땀띠나 탈진 등의 위험도 있기 때문이다. 또한 땀이 난 상태에선 조그만 찬바람에도 쉽게 감기나 산후풍에 걸릴 수 있기 때문에 가벼운 이불과 흡습성이 좋은 옷으로 쾌적한 분위기를 만들어 주는 게 중요하다.

너무 더울 때면 선풍기나 에어컨을 간접적으로 틀어 공기를 시원하게 해 주되, 산모 몸에 바람이 직접 닿지 않도록 한다.

3. 외음부 소독과 좌욕에 신경 쓴다

여름에는 오로 처리를 깔끔하게 하지 않으면 감염을 일으킬 우려가 높다. 따라서 용변 후에는 외음부의 앞쪽에서 뒤쪽으로 닦아 내며 반드시 소독한 천으로 여러 번 닦아 준다.

여름 산모의 불만은 뭐니 뭐니 해도 씻을 수 없다는 점이다. 덥고 힘들지만 산후 일주일 동안은 샤워를 하지 않는 것이 좋다. 그래서 출산 후 3~4일 동안은 옷을 자주 갈아입어 깨끗하게 한다. 땀이 너무 많이 나면 수건에 따뜻한 물을 적셔 몸을 닦는다.

4. 차가운 음식은 금물이다

출산 후에는 치아, 관절, 위가 약해져 있어 찬 음식을 먹으면 이가 시리고 관절이 아프며 소화도 제대로 못 시킨다. 게다가 몸을 차게 하면 자궁 안 노폐물을 배출하는 작용도 더디게 되므로 찬물, 찬 음료, 찬 음식은 피한다. 음료수는 미지근한 상태로 먹고 냉장고의 음식은 꺼내 두었다가 찬 기가 가신 다음에 먹도록 한다.

가을철 산후조리

가을철에도 산모에게 찬바람을 쐬게 하면 안 된다. 가을에는 저녁 기온이 특히 차므로 낮의 기온이 높다 하여 저녁에 가볍게 옷을 입고 외출하는 것은 곤란하다.

또한 아침저녁으로 온도가 내려가고 낮엔 온도가 올라가 몸의 면역력이 저하되고 알레르기 증상들이 나타날 수 있으므로 특별히 온도조절에 신경을 써야 하며 기력증진을 위하여 적절한 식사가 필요하다.

창문이나 벽에서 들어오는 외풍을 주의하고 옷과 침구류는 여러 겹을 준비하여 맨살에 찬바람을 맞지 않게 한다. 또한 출산한 산모는 약간의 온도 변화에도 예민해지기 때문에 너무 덥지도 춥지도 않는 쾌적한 온도 조절도 신경 써야 한다.

겨울철 산후 조리

1. 적당한 온도와 습도 조절에 주의한다

겨울에는 온도와 습도 조절에 각별히 신경을 써야 한다. 실내 온도는 24℃ 이하로 떨어지지 않도록 하며 반대로 30도 이상으로 올라가는 것도 주의해야 한다. 난방을 지나치게 하면 건조해지기 쉬우므로 가습기를 틀거나 젖은 빨래를 방 안에 널어 40~60% 정도의 습도를 유지해 준다. 단 가습기는 세균 번식을 막기 위해 매일 깨끗이 닦아 주어야 하며 가습기 바람이 맨살에 접촉되지 않게 주의한다.

2. 보온을 유지한다

겨울철에 출산을 하게 되면 무엇보다도 추위가 문제이다. 병원에서 퇴원하기 전에 목덜미와 손에 찬바람이 들어가지 않도록 완전무장하고 나오도록 한다. 옷은 두꺼운 옷을 입는 것보다 얇은 옷을 여러 장 입는 것이 효과적이다. 내복과 양말은 반드시 착용하고, 아랫도리는 여러 장 껴입어 하복부가 차가워지지 않도록 주의한다. 출산 후 집 안에서 샤워를 할 때에는 뜨거운 물을 탕에 담아 욕실 온도를 높이고 나서 하며 샤워가 끝난 후에는 한기가 느껴지지 않도록 실내 온도를 미리 약간 높여 주고 물기를 완전히 제거한 후 내복을 입고 욕실에서 나온다. 산모의 체온을 보존하려면 얇은 옷을 여러 겹 입는 것이 효과적이다. 실내에서도 양말을 꼭 신도록 하고 아랫도리를 따뜻하게 입는다. 또 방 안 공기는 하루에 한 번 정도 환기를 해 주어야 하는데, 창문을 열 때는 찬바람이 직접 산모에게 닿지 않도록 자리를 옮긴 후에 환기시킨다.

3. 외풍에 주의한다

오래된 집에서 겨울철에 산후조리를 하는 경우 벽을 통해 들어오는 차가운 외풍이 문제가 된다. 가능하다면 외풍이 없는 장소에서 산후조리를 하여야 하며 불가피할 때에는 스티로폼이나 비닐장판을 이용하여 외풍이 있는 곳을 막도록 한다.

8 | 체질별 산후조리법

산후조리법에는 시기별 산후조리법과 계절별 산후조리법 그리고 체질별 산후조리법 등으로 구분할 수 있다.

우리나라의 한의학에서는 체질에 따른 식이요법과 질환 치료법을 구분하고 있으며 출산 후 산후조리법 역시 기본적인 원칙들은 대부분 같으나 일부 체질별로 지켜야 할 조리법들이 있어 소개하도록 한다.

간대폐소(肝大肺小) 체질로 기본적으로 비만성향을 가지고 있으며 체중이 늘면 복부비만이 많다. 성격은 느긋한 편이고 운동을 통하여 땀을 흘리면 몸 안의 노폐물 배출에 도움이 되며 몸 또한 가볍다.

출산 후 더운 방에서 땀을 흘리는 방법은 태음인에게 알맞은 방법으로 임신 전에도 땀이 나면 몸이 개운하고 상쾌한 느낌을 가졌다면 출산 후에도 도움이 된다.

붓기를 빼 주고 몸 안의 노폐물이 땀으로 빠져나가 기분이 상쾌해진다. 다만 너무 무리한 땀 빼기는 기력 손실이나 땀구멍이 열리면서 찬 기운(냉기)이 침입할 수 있으므로 체력에 맞게 시행하는 것이 좋다.

또한 비만 성향이 강하므로 출산 후 너무 고열량의 식사는 피하는 것이 좋으며 출산 100일이 경과하면 체중을 줄이기 위한 적극적인 다이어트가 필요하다.

* 태음인 체질에 맞는 음식들은

곡식은 밀, 콩, 고구마, 율무, 땅콩, 수수, 들깨, 현미

해물류는 간유, 명란, 뱀장어, 대구

육류는 소고기, 버터, 치즈, 우유가 좋으며,

과일은 밤, 잣, 호두, 배, 매실, 살구, 자두

채소류는 무, 도라지, 더덕, 당근, 고사리, 연근, 토란,

마, 버섯 등이 좋다.

소음인

신대비소(腎大脾小) 체질로 기본적으로 비위기능이 약하며 몸이 냉하고 기력이 딸리며 산후풍에도 가장 많이 걸리는 체질이다. 체격으로 본다면 상체와 복부보다는 골반과 하체가 발달된 체형이다. 성격이 예민한 편이고 땀을 흘리면 기력이 더욱 허약해진다.

그러므로 출산 후 가급적이면 땀을 흘리지 않는 정도의 온도와 의복을 유지하는 것이 중요하며 기력 쇠약으로 인한 식은땀이 나는 경우엔 식사를 잘 하여 빨리 부족한 기운을 보충해 주는 것이 필요하다.

소화기능이 약한 편이기에 너무 기름진 음식, 밀가루 음식, 찬 음식, 자극성 음식 등은 금물이며 가능한 한 따뜻하고 소화가 잘 되는 음식을 먹어야 한다.

특히 몸이 젖은 상태에선 조그마한 찬바람도 조심해야 하며 출산 전 미리 기력을 보충시키는 산후풍 예방한약 복용도 적극 권장한다. 출산 후에도 바로 어혈제거와 산후풍 예방을 위한 한약 복용이 필요하다.

 * 소음인 체질에 맞는 음식들은

 곡물은 찹쌀, 차조, 감자

육류는 닭고기, 개고기, 노루고기, 양고기, 염소고기
해물류는 명태, 도미, 조기, 멸치, 민어, 미꾸라지
과일은 사과, 복숭아, 토마토, 귤, 대추
채소류는 마늘, 미나리, 파, 시금치, 겨자, 고추, 후추,
카레 등이 좋다.

소양인

비대신소(脾大腎小) 체질로 기본적으로 신장기능이 약하면서 성격은 급한 편이고 상체가 발달되어 있다. 주로 가슴 위로는 화 기운이나 열이 많고 배꼽 아래로는 차가운 편이며 허리와 무릎 등 관절과 하체가 약하다.

소양인 체질의 경우엔 상체는 너무 덥지 않게 하체는 따뜻하게 산후조리를 해야 한다.

산후조리 시 과도하게 땀을 내는 것도 좋지 않다.

소양인 산후풍 환자는 대부분 머리나 가슴 등에선 땀이 과도하게 나고 하체는 시려 한다. 상하로 온도가 달라 무척이나 고통스러워한다.

산후조리 시 먹는 보양음식으론 성질이 시원한 음식이나 보음하는 음식이 좋다.

* 곡물은 보리, 팥, 녹두, 옥수수, 참깨
  육류는 돼지고기, 계란, 오리고기가 좋으며,

해물류는 생굴, 해삼, 멍게, 전복, 새우, 게, 가재, 북어, 잉어, 자라, 가물치

야채는 배추, 오이, 상추, 씀바귀, 우엉, 호박, 가지

과일은 수박, 참외, 딸기, 바나나, 파인애플 등이 좋다.

그러나 평상시와는 달리 산후조리 기간에는 반드시 전문 한의사와 상의하여 복용하는 것이 좋다.

태양인

폐대간소(肺大肝小) 체질로 상체가 발달되어 있으며 하체가 약한 편이다.

태양인 체질 역시 산후조리 기간에 과도하게 땀을 흘리는 것은 절대 금물이다.

특히 하체를 따듯하게 생활하는 것이 중요하며 태양인 체질에 알맞은 음식으로는 주로 담백한 음식이 좋으며, 간을 보호해 줄 수 있는 음식물로 지방질이 적은 해조류나 채소류가 좋다.

* 곡식은 메밀과 냉면

해산물은 조개류(굴, 전복, 소라) 새우, 게, 해삼, 붕어가 좋다.

야채는 순채 나물, 솔잎

과일은 포도, 머루, 감, 앵두, 모과 등이 좋다.

제 5 장

산후조리 기간의 몸 움직임

1 산후조리 기간의 집안일과 육아

산후조리 기간 동안 산모가 피해 가기 어려운 일들이 있다. 바로 기본적인 집안일과 육아이다.

보통의 경우엔 친정어머님이나 남편 또는 산후도우미의 도움을 받게 되지만 언제까지 가만히 누워 조리만 하고 있기는 힘든 실정이다. 그렇다면 언제부터 이런 일들을 할 수 있는 것일까?

출산 3주(삼칠일)

일단 출산 후 삼칠일, 즉 3주간은 간단한 집안일이나 육아도 안 하는 것이 좋다. 최소 3주간은 절대 안정과 주위 사람들의 도움을 얻어야 한다.

출산 4주

몸의 회복이 순조롭다면 산후 3주부터 가벼운 집안일이나 설거지, 세탁기를 이용해 빨래와 청소기를 사용하는 가벼운 청소는 해도 괜찮다.

또한 아기 목욕이나 수유 등도 혼자의 힘으로 할 수 있다.

틈틈이 낮잠을 자면서 기본 체력을 비축하고 가벼운 스트레칭이나 몸 움직임이 필요한 시기이다.

아직까진 장기간 외출을 삼가고 아기와 산모의 건강을 위한 병원 검진을 받는 것이 필요하다.

출산 5~7주

서서히 임신 전의 생활로 돌아가는 것을 준비하는 시기이다. 적극적인 산후조리 기간인 삼칠일이 지나고 출산 한 달이 경과한 상태이므로 관절기능들도 많이 회복되어 가고 있다.

엎드려서 하는 걸레질이나 마당 청소도 5~7주가 지난 다음에 서서히 시작하도록 한다.

출산 후 6주까지는 골반 근육이 이완되어 있으므로 무거운 것을 들어 올리거나 내리는 것은 주의하는 것이 좋다.

또한 손빨래는 구부린 자세가 허리와 골반 무릎에 무리를 주고 빨래를 쥐어 짤 때 손목에 무리가 갈 수 있으므로 산후 5~7주가 지난 뒤부터 하는 것이 좋다.

출산 8주 이후

출산 후 겪었던 몸의 변화로부터 해방되는 시기다.

일하는 여성의 경우 직장으로 복귀해도 좋으며 가사일이나 육아일도 산모가 스스로 대부분 할 수가 있다. 그러나 출산 후 100일까지는 완전히 몸이 회복된 것으로 보기 어렵기 때문에 임신 전보다는 무리한 일이나 장시간 외출, 여행 등은 조금 답답하더라도 피하는 것이 좋으며 평소 체력이 약하고 관절기능이 좋지 않으면 산후 100일까지는 집안일을 주위 사람들에게 도움을 청하는 것이 좋다.

가벼운 스트레칭과 운동으로 신진대사를 개선하고 출산 후 체중이 많이 증가하였다면 슬슬 다이어트도 시작하는 것이 필요하다.

2 | 산모의 관절 건강

출산 후 나타나는 대표적인 변화 중 하나가 관절기능의 저하이며 대표적인 산후풍 증상 중 하나가 산후 관절통증이다.

앞에서도 언급한 바와 같이 10개월의 임신 기간은 산모의 관절에 많은 변화를 일으킨다.

배 속의 태아가 점점 자라면서 복부는 앞으로 나오고 허리는 안쪽으로 휘며 상체는 뒤로 젖혀지고 목은 앞쪽으로 나간다.

전형적인 임신 8~9개월의 임산부 자세이다.

사실 이런 자세는 척추건강에는 좋지 않은 자세이나 엄마 배 속의 태아가 자라면서 몸에서 일어나는 자연스러운 현상이며 이러한 척추 변형을 유도하기 위하여 엄마 몸에선 관절의 유연성을 증가시키기 위한 호르몬도 분비가 된다.

이로 인하여 출산 후 산모의 모든 관절은 임신 전보다 지지하는 인대와 힘줄의 힘이 약해지고 조그만 동작이나 일에도 쉽게 통증이 유발된다.

또한 자연분만 시 골반이 벌어지게 되는데 출산 후 요통이나 엉덩이의 통증 또는 '환도가 시다'라는 표현은 대부분 골반의 비틀림과 인대의 약화에서 기인한다.

이러한 여러 가지 척추 관절의 변화에 의해 출산한 산모는 산후조리 기간 중 관절 건강에 많은 신경을 써야 한다.

예를 들면 임신 전에 쉽게 했던 손빨래나 걸레 비틀기 등의 동작은 손목의 인대를 손상시키며 구부려 머리를 감는 동작은 허리와 골반 무릎에 문제를 일으키기도 한다.

그러므로 산후조리를 하는 산모는

* 가능하면 좌식생활을 하는 것이 좋다

: 방바닥에 앉아 생활하게 되면 앉았다 일어나는 동작에

서 무릎과 허리에 부담을 줄 수 있다. 수시로 자세를
바꾸어 주는 것이 좋다.

* 자는 곳은 온돌 바닥이나 단단한 침대가 좋다
: 너무 푹신한 침대는 허리에 무리를 주어 아침에 일어
  날 때 허리가 경직이 된다. 그러므로 따뜻한 온돌이나
  단단한 매트리스 침대를 사용한다.

* 유방 마사지도 주의한다
: 모유수유를 위하여 유방 마사지를 하거나 모유를 짤
  때 너무 손에 힘을 많이 주게 되면 손가락이나 손목,
  팔꿈치에 문제가 발생한다.

* 자연분만 시 손에 무리한 힘을 준 경우엔
: 자연분만 시 진통의 고통으로 손에 무리한 힘을 주는
  경우가 흔히 있다. 이런 경우엔 출산 후 따뜻한 찜질
  이나 가벼운 마사지가 필요하다.

* 아이를 안을 때는 수시로 자세를 바꾼다
: 한쪽으로만 안는 자세는 어깨나 팔꿈치 손목에 무리를
  주게 된다.

* 머리를 감을 때나 샤워를 할 때에는 서서 한다.
: 쪼그리고 앉는 자세는 무릎과 허리에 무리를 줄 수 있다.

* 산후조리 기간에 허리와 골반의 통증이 있다면
: 출산 4주 후 외출이 가능하면 가까운 한의원에서 골반
  의 비틀림을 체크받아 필요하면 추나요법(척추 교정치

료)을 받는 것이 좋다.

* 차가운 것은 금물이다.

: 관절의 통증은 대부분 찬바람, 찬물, 찬 물건 접촉 등
에 의하여 더욱 심해진다.

[3] 산모의 올바른 운동법

산후조리 기간은 정상적인 임신 전의 몸 상태로 돌아가
기 위한 회복 기간이기에 삼칠일간의 적극적인 안정시기가
지나면 점차적으로 몸을 움직이면서 가벼운 운동을 해 주
는 것이 필요하다. 물론 산모의 체질과 건강상태, 관절기능
의 차이를 고려하여 본인에게 맞는 운동을 하는 것이 좋다.

출산 직후부터 산후조리 기간 동안의 운동법에 대해 알
아본다.

분만 당일과 산후 제1일

절대안정을 하며, 누운 채 손발을 움직이는 정도의 활동
만 하는 것이 좋다. 똑바로 누워 발목을 위도 당겼다 아래

로 밀었다 하는 운동이 도움이 되며, 양발 끝을 다리 안쪽
으로 오므리는 운동도 좋은 방법이다.

산후 제2~3일째

누운 채 몸을 자유로이 움직여도 무방하며, 방 안에서
가볍게 걸어도 된다.
제자리 걷기나 가벼운 허리나 어깨 스트레칭 정도가 좋
다. 다만 무릎이나 허리에 부담을 느끼면 중단해야 한다.

산후 제7일 이후

방을 떠나 실내를 가볍게 걸어 다녀도 무방하다.
너무 지나친 장기간의 안정은 오히려 복직근과 골반근육
의 복구를 지연시키고 오로의 유출 기간을 연장시켜 오히
려 기력의 회복을 더디게 만들 수 있다. 안정을 취하면서
무리가 가지 않는 선에서 몸을 조금씩 움직여 주는 것이
빠른 회복을 돕게 된다.
앉았다 일어나는 동작이나 운동은 무릎과 허리에 무리를
줄 수 있으므로 피하는 것이 좋으며 걸을 때에는 무릎과
허리의 상태를 수시로 체크해 주는 것이 좋다.
항상 과한 운동은 안 한 것만 못한 결과를 초래할 수 있다.

산후 2주 이후

집 안을 자유로이 돌아다녀도 되나, 무리해서는 안 된다.
운동 시간과 강도는 서서히 증가시키되 절대 무리는 금
물이다.

산후 3주 이후

이제 삼칠일이 지나 출산으로 느슨해진 뼈마디가 어느
정도 제자리를 찾았다.
맨손체조나 스트레칭, 가볍게 걷기, 간단한 근육강화 운
동들이 좋다. 약해진 근육과 인대 강화를 위하여 힘을 사용
하는 운동을 서서히 해 준다.

산후 100일 이후

출산 후 100일이 지나면 산모의 몸은 거의 임신 전 상태
로 돌아왔다고 볼 수 있다.
특별히 관절에 통증이 발생하였거나 산후풍이 발병한 경
우를 제외하고는 일상적인 운동들이 가능하다. 특히 체중이
임신 전보다 많이 늘고 100일간의 산후조리 기간에도 많이
줄어들지 않았다면 지속적인 유산소 운동이 필요하다.

4 │ 산후조리 기간의 외출

산후조리 기간 동안 산모는 밖으로 외출을 하지 못하여 많이 답답해하는 경우가 있다.

그러나 정상적인 몸 상태로의 회복이 덜 된 상태에서의 외출은 자칫 관절에 무리를 주거나 찬바람을 맞아 산후풍에 걸릴 위험이 높다.

다음은 산후조리 기간 동안의 외출에 대해서 알아보기로 한다.

산후 2주일

: 외출은 아직 이른 편이다.

간혹 집에만 있는 것이 갑갑하다고 해서 쇼핑이나 외출을 하는 경우가 있다. 하지만 아직 몸 상태가 정상이 아니라는 것을 늘 염두에 두도록 한다. 이 시기에 찬바람을 쏘이면 관절 부위가 시린 느낌이 들면서 산후풍에 걸리거나 몸살이나 감기 등에 걸릴 위험이 있다. 앞으로 1~2주일 정도는 집에서 푹 쉰다는 마음으로 지내도록 한다.

산후 3주일

: 가벼운 외출은 가능

가까운 거리는 외출해도 되는 시기이다. 아이를 데리고 병원에 가거나 집 근처 시장에서 장보기나 쇼핑 정도는 괜찮지만 무리한 장보기, 쇼핑은 피하고 혼자서 외출하는 것도 삼가는 것이 좋다. 또한 외출을 하는 경우엔 반드시 찬바람이 맨살에 접촉되지 않도록 긴 옷과 내복을 입는 것이 좋으며 여름철 에어컨이 나오는 장소는 피하는 것이 좋다.

산후 4주일 이후

: 정상 생활이 가능하며, 외출을 해도 좋다.

출산 후 4주가 지나면 대부분의 몸 상태가 정상으로 돌아온다. 몸의 회복은 물론, 산후 우울증으로 힘들었던 사람도 육아나 가사에 어느 정도 익숙해지면서 마음의 안정을 찾게 되니 몸의 회복이 순조롭다면 슬슬 임신 전의 생활로 돌아가도록 하며 날씨가 좋은 날에는 가벼운 외출이나 쇼핑을 즐겨도 좋다.

다만 바람이 많이 부는 날이나 너무 더워 여기저기서 찬 에어컨 바람이 나오는 날에는 무리한 외출을 삼가야 한다.

아직은 몸 상태가 완전히 정상이 아니기에 장시간의 운전이나 장거리 여행은 피해야 한다.

저자가 산후풍 환자들을 진료하다 보면 산후조리 기간에 아이가 아파서 급하게 병원을 찾는 경우가 있다.

그러나 찬바람이 많이 부는 날이나 병원에 에어컨이 세게 틀어져 있는 경우엔 자칫 순간적으로 찬 기운(냉기, 찬바람)이 몸 안으로 침입하여 감기나 산후풍에 걸리는 경우가 종종 있으니 아무리 급해도 외출 시에는 복장에 신경을 써야 한다.

특히 삼칠일이 지나기 전에 불가피한 외출 시에는 머리나 안면 등도 모자나 스카프, 목도리도 감싸 주어 찬 기운이 맨살에 직접 접촉되지 않게 유의하는 것이 좋다.

제 6 장

잘못된 산후조리로
찾아오는 질환들

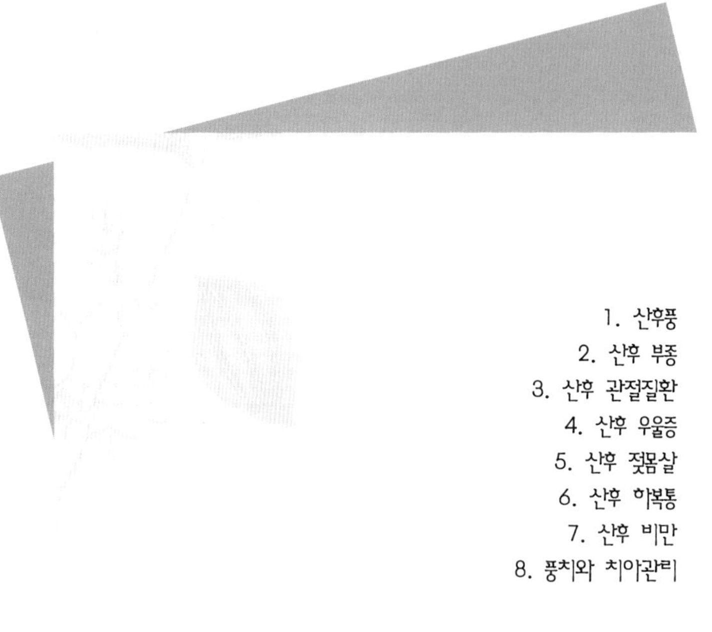

1 | 산후풍

출산한 산모가 산후조리를 하는 가장 큰 이유 중 하나는 '산후풍'에 걸리지 않기 위함이다.

한의학에서 '산후풍'이란 정식 병명은 없으나 산후편신동통(産後遍身疼痛), 산후신통(産後身痛) 등으로 구분되어 원인과 증상 치료방법들에 대하여 비교적 자세히 기록되어 있다.

이는 예전부터 산후에 부적절한 조리로 인하여 산후풍에 걸린 산모들이 많았다는 것을 반증하며 출산 후 산후풍을 예방하기 위한 여러 노력들이 필요하다는 것을 의미한다.

한의학적인 산후풍의 원인은 크게 세 가지로 나뉜다.

첫째, 기혈(氣血) 부족이 원인이다.

임신과 출산 과정을 거치면서 산모는 혈액의 절대량도 부족해지고 기력이 저하되어 쉽게 여러 질환에 노출되게 된다.

이러한 원인 때문에 당연히 출산 후에는 기혈(氣血)을 보충하기 위한 산후조리약 복용과 적극적인 식이요법 그리고 충분한 휴식과 안정이 필요한 것이다.

둘째, 어혈(瘀血)이 원인이다.

출산과정을 통하여 산모의 자궁에는 비생리적인 진액(태

아 부속물, 혈액응고 덩어리, 오로)이 남아 있게 되고 이를 출산 후 어혈제거한약으로 없애 버리지 않는 경우 혈액순환 장애나 자궁에 문제를 일으키게 된다.

그러므로 출산 후에는 어혈을 제거하는 데 도움이 되는 미역국을 먹고 어혈을 푸는 한약을 복용하는 것이다.

셋째, 외부에서 침입하는 찬 기운(냉기, 찬바람)이 원인이다.

평소에는 찬 기운(냉기, 찬바람)에 접촉되어도 감기조차 걸리지 않지만 출산 후 산모의 몸은 극도로 허약해진 상태이기에 약간의 찬기운도 피부를 통해 뼛속까지 침입할 수 있다.

일단 찬 기운이 침입하게 되면 전신이나 국소 부위가 시리고 통증이 동반되는 애린 증상 그리고 관절이 얼어 버려 경직되고 관절통이 나타나며 자율신경에 문제가 생겨 땀 과다 현상이 발생된다.

그러므로 출산 후에는 최소 3주간 찬 기운(냉기, 찬바람)의 접촉을 피해야 하며 찬 것을 먹거나 차가운 것에 맨살이 닿는 것도 삼가야 한다.

또한 땀이 나거나 몸이 젖은 상태에선 찬 기운이 더 쉽게 몸 안으로 침입할 수 있기에 출산 후 과도하게 땀을 내는 것은 금물이며 특히 소음인 체질이나 평소 몸이 차고 땀이 잘 나지 않던 산모에겐 더욱 금하여야 한다.

출산 후 찬 기운이 몸 안으로 침입하지 않게 하기 위해서는 식사를 잘 하여 원기를 북돋아야 하며 찬 기운이 산모의 몸에 접촉되지 않게 하기 위해서 긴 옷과 양말을 신고 출산 후 방어력과 면역력을 증강시키기 위하여 산후조리 보약을 복용하는 것이다.

일단 산후풍에 걸리게 되면

전신이 시리다, 특정 부위가 시리다, 관절이 경직된다, 관절에 통증, 땀이 줄줄 흐른다, 땀이 나면 더욱 시리다, 바람에 예민해진다, 온도 차이에 민감해진다, 기력이 빠진다, 마음이 우울하다, 잠이 잘 안 온다

등등 여러 가지 형태로 증상이 나타난다.

산후풍을 예방하는 것이 가장 좋은 방법이나 일단 산후풍 증상이 발병하면 가까운 한의원에서 진료 및 치료를 받는 것이 좋으며 2~3개월간의 치료로도 증상이 잘 호전되지 않는다면 산후풍 전문 한의원이나 한방병원에서 진료와 치료를 받는 것이 좋다.

흔히 산후풍은 감기와 비교된다.

한의학에서 감기는 피부 아래로 외부의 찬 기운이 침입하는 것으로 인식한다. 그렇기에 대표적인 초기 감기 치료 방법은 땀을 내게 만드는 것이다.

초기 감기 치료한약도 땀을 내게 만드는 효능이 있다. 일단 땀이 나게 되면 피부 아래의 찬 기운이 밖으로 빠져나가면서 감기 증상이 호전된다.

산후풍의 경우도 몸 안으로 찬 기운(냉기, 찬바람)이 침

입하는 원인에서는 동일하다.

다만 산후풍의 경우 찬 기운이 피부 밑으로 얕게 침입하는 것이 아니라 소위 뼛속까지 깊게 침입하기에 춥거나 으슬으슬한 느낌이 아닌 시리고 애린 통증이 발생하는 것이다.

이런 증상이 있을 때엔 땀을 나게 만드는 것은 절대 금물이다.

마치 초기 감기에 땀을 내고 나면 몸이 개운해지지만 감기가 어느 정도 진행된 상태에서 땀을 내면 증상이 더욱 심해지는 것과 같이 이미 뼛속까지 찬 기운이 침입한 상태에서 땀을 내게 되면 자칫 땀구멍이 열리면서 몸은 더욱 시리게 되고 기력 또한 극도로 저하될 수 있다.

중국 문헌을 살펴보면 산후풍 환자에게 자칫 땀을 내게 만들면 사망에 이를 수도 있다고 하여 주의를 시키고 있는 것을 볼 수 있다.

그러므로 산후풍 환자는 되도록 찬 기운(냉기, 찬바람) 접촉을 피하게 하고 과도한 족욕이나 반신욕 찜질 등은 삼가는 것이 좋으며 병을 이기기 위하여 잘 먹고 적극적인 치료를 받아야 한다.

저자의 경험상 산후풍 환자들은 특이한 경험을 하는 경우가 많다.

바로 산후풍 증상이 시작되었던 날짜나 장소를 기억하며 찬 기운(냉기, 찬바람)이 평소와는 많이 다르게 느껴지고 마치 얼음송곳이 뚫고 들어오는 것 같은 강한 느낌이 들면서 그날부터 증상이 시작되어 시일이 지나면서 전신으로 또는 국소 부위로 퍼지는 것이다.

이는 감기 증상이 시작될 때 찬바람을 맞아 뒷목이 오싹하면서 그 후로 몸이 으슬으슬해지는 것과 유사하다.

워낙 그날의 기억이 선명하여 심한 경우엔 몇 년, 몇십 년이 지나도록 뚜렷하게 기억하는 환자들도 있다.

물론 모든 산후풍 환자가 이러한 경험이 있는 것은 아니며 모든 출산한 산모가 산후풍에 걸리는 것도 아니다.

그러나 일단 산후풍에 걸리게 되면 질환 자체가 양의학적인 검사를 통해서는 원인이 나오지 않기에 적절한 치료를 받지 못하며 한의학적인 치료를 통해서도 쉽게 낫지 않는 난치성이 많기에 조심 또 조심할 필요성은 있다고 생각한다.

2 | 산후 부종

출산한 산모에게서 가장 많이 볼 수 있는 증상 가운데 하나는 부종이다.

부종이 발생하면 몸은 무겁고 아침에 관절은 경직되며 시간이 지나면서 체중이 느는 경우도 많이 볼 수 있다.

부종이 있을 때는 염분을 최대한 제한하고 단백질의 섭취와 함께 과로를 피하고 수면을 충분히 취하는 것이 좋다.

임산부는 출산과정에서 무리한 힘을 사용하게 되며 많은 양의 피를 흘리게 된다.

즉 출산 직후에는 기력과 혈액이 부족한 상태에 놓이게 된다.

혈액에는 혈장 단백질이라는 것이 있어 이것이 부족할 경우에 몸이 붓게 된다. 산후에 부기는 바로 피가 부족함으로 인해 이 혈장 단백질이 부족해지기 때문에 나타나는 것이다.

또한 산후부종은 신장기능 저하에 따른 특정 부위의 부종이라기보다는 피부 아래 노폐물 배출이 잘 안 되어 발생하는 부기이다.

그러므로 예전부터 산후부종에 많이 복용하였던 가물치와 늙은 호박은 엄밀히 말하면 산모의 증상과 상태에 따라 복용에 신중을 기해야 하는 음식이다.

가물치는 바로 단백질을 보충해 줄 수 있는 좋은 식품으로, 육류를 구하기 어려웠던 시절 주변에서 쉽게 구해다 줄 수 있는 보양식이 될 수 있었다.

그러나 현대는 풍부해진 육류로 인해 옛날처럼 산후에

많이 붓지도 않을뿐더러, 굳이 가물치를 구해서 먹을 필요
도 없다. 주변에서 쉽게 구할 수 있는 닭고기, 쇠고기, 계
란 등 단백질을 섭취하면 가물치보다 더 좋은 효과를 볼
수 있다.

가물치는 문헌에 성질이 차가우며 부종과 수종에는 효과
가 있다고 하지만 몸에 상처가 있는 경우에는 금지시키고
있다.

그런데 여기서 말하는 부종과 수종은 주로 콩팥 기능의
이상으로 다리 쪽에 부기가 있는 경우를 말하는 것으로서
전신에 나타나는 산모의 부기와는 원인과 증상이 다르다.

또한 가물치는 성질이 차기 때문에 몸에 열이 많은 산모
의 경우를 제외하면 복용이 적절치 않으며 특히 제왕절개
수술로 출산하는 경우나 자연분만 시에도 회음부 절개를
하기 때문에 몸에 상처가 있는 산모에게 금기하는 가물치
복용은 적절치 않다.

또한 늙은 호박이 산후 부기에 좋다는 이야기를 한 번쯤
들었을 것이다.

늙은 호박은 이뇨 작용이 있어서 신장기능이 나빠서 생
기는 부종에는 효과가 있지만, 출산 후에 생기는 붓기에는
효과가 떨어진다.

『본초강목』에 따르면 '기체'와 '습저'에는 호박을 사용해
서는 안 된다고 하였는데 '기체'는 기순환에 장애현상이며

'습저'는 몸속에 수분이 많은 것을 뜻하므로 잘못된 산후 호박 복용은 오히려 산후 회복을 더디게 할 수도 있다.

결론적으로 산후 부종과 붓기는 산모의 체질과 증상에 따라 여러 가지로 원인 구분이 가능하기에 그에 따른 민간 요법도 산모의 상태에 따라 달라져야 한다.

또한 산후에는 먼저 어혈제거를 위한 한약 복용이 필수적이며 그 이후 나타나는 부종 증상은 가능하면 전문 한의사와 상담 후 가물치, 호박, 부종 치료한약을 선택하여 복용하는 것이 좋다.

[3] 산후 관절질환

출산한 산모들이 가장 힘들어하는 질환 중 하나가 산후 관절통이다.

산후에 나타나는 관절통증은 크게 두 가지로 구분될 수 있다.

첫째는 약해진 관절기능과 무리한 활동에 의한 관절통증이며 둘째는 산후풍에 의한 관절통증이다.

임신과 출산을 통하여 산모의 관절기능은 크게 저하된다. 임신 중 분비되는 여러 호르몬 작용에 의하여 관절을 지지해 주고 있는 인대와 근육의 기능이 저하되어 조금만 무리하게 움직이거나 안 좋은 자세를 취하게 되면 허리와 골반 무릎, 발목, 어깨, 팔꿈치, 손목 등 전신관절에 통증이 발생하며 모유수유 등 무리한 육아와 집안일로 인하여 쉽게 인대가 늘어나 관절이 시큰거리게 된다.

이렇게 발생하는 관절통증의 예방을 위하여 출산한 산모는 적어도 삼칠일에서 백일까지는 관절에 무리한 일을 피해야 하며 보통의 경우 출산 후 복용하는 산후조리약 처방에 관절기능을 강화시키는 한약재를 첨가한다.

또한 관절에 통증이 발생하면 따뜻한 찜질과 안정이 필요하며 경우에 따라서는 가까운 한의원에서 침 치료, 뜸 치료, 추나요법(척추교정) 등의 적극적인 치료를 받아야 하며 대부분의 경우에 안정과 치료를 통하여 관절통증은 호전이 된다.

산후풍에 의한 관절통증

출산 후 몸에 방어력이 극도로 저하된 상태에서 찬 기운 (냉기, 찬바람)을 맞게 되면 냉기가 뼛속으로 침입하여 관절이 얼어 버린다.

이렇게 되면 관절의 운동범위가 제한이 되고 경직이 나타나며 조금만 움직여도 심하게 통증이 나타나며 찬바람을 맞거나 찬 물건을 접촉하면 통증이 극심해진다.

심한 경우 칫솔질 정도의 간단한 일상 동작 시에도 눈물이 나올 정도의 고통을 호소한다.

대부분 산후풍으로 인하여 발생하는 관절통증의 경우 찬 기운(냉기, 찬바람)이 침입할 때의 느낌이나 상황을 산모들이 기억하기에 일반 관절통증과는 구분이 쉬운 편이며 같은 치료를 시행하여도 증상의 호전이 어려운 경우가 많다.

이런 경우엔 가까운 한의원이나 한방병원에서 초기부터 적극적인 치료가 필요하며 가능한 한 통증이 발생한 관절에 찬 기운(냉기, 찬바람)이 접촉되지 않게 주의하여야 한다.

또한 관절이 냉기에 의하여 경직되어 통증이 발생한 경우엔 추나요법(척추교정)이나 무리한 마사지 등 관절의 자극이 자칫 통증을 더욱 심하게 증가시킬 수도 있으므로 일반적인 관절통증과는 감별 진단하여 적절한 치료를 하는 것도 중요하다.

[4 | 산후 우울증

출산 후 나타날 수 있는 여러 가지 증상 중 눈에 보이지 않으면서도 산모나 주위 가족들을 괴롭히는 질환이 바로 '산후 우울증'이다.

외국의 연구를 살펴보면 로라 J 밀러 박사는 출산 후에 나타나는 감정의 변화 중에서 가장 흔하게 나타나는 증상은 '출산 후의 침울한 기분'이라고 하였다.

자녀를 출산한 여성의 약 50%는 자꾸 눈물이 나고 감정이 불안정해지는 상태를 경험하게 되며 그러한 상태는 보통 출산 후 3일 내지 5일이 지났을 때 최고조에 달하였다가 그 후 몇 주 안에 저절로 서서히 사라진다.

학자들은 그러한 기분을 느끼는 이유는 출산 후 여성호르몬의 양이 변하기 때문일 것이라는 견해를 제시하고 있다.

브라질 의학생물학 연구저널(Brazilian Journal of Medical and Biological Reasearch)에 발표된 한 연구결과에 의하면 산후 우울증은 여러 나라에서 어머니들 중 10~15%에 영향을 미치는 중대한 문제라는 것이다.

또한 이 잡지는 안타깝게도 산후 우울증은 대부분의 경

우 정확한 진단이 내려지지 않으며 적절한 치료도 행해지지 않는다고 보고하고 있다.

한의학적으로 보면 출산 후에는 기혈이 부족해져 기가 쉽게 울체되어 가슴이 답답하게 되고 기력의 저하로 인하여 마음도 가라앉을 수 있다.

또한 출산 후 자유로운 외출이 어렵고 여기저기 관절의 통증이 나타나면 산모의 마음은 더욱 쉽게 우울해진다.

만일 여기에 산후풍까지 발병하면 산후 우울증 증상은 산후풍 증상과 함께 여러 주 혹은 여러 달 이상 지속되거나 점점 더 나빠질 수도 있다.

산후 우울증이 있는 산모는 어느 순간에는 기분이 아주 좋다가도 다음 순간 우울해지고 심지어는 자살하고 싶은 충동이 들기도 한다.

이뿐만 아니라 산후 우울증이 있는 산모는 쉽게 짜증을 내고 분통을 터트리며 화를 잘 내기도 한다.

어머니로서의 자격이 부족하다는 느낌이 사라지지 않거나 자녀에 대한 사랑이 결핍되어 있다는 느낌이 들 수도 있다.

산후 우울증을 일으킬 수 있는 여러 가지 요인들을 살펴보면

첫째, 출산 후 프로게스테론이라 호르몬의 급격한 감소가 원인이다.

증상이 심한 경우엔 전문의의 진료를 통하여 프로게스테론을 매일 주사한다든지 좌약으로서 흡수시킨다든지 해서

급격한 하강을 막아 산후 우울증을 치료한다.

둘째, 심리적 요인으로 어머니가 되는 일에 대한 산모 자신의 부담감과 책임감이다.

이는 가족 특히 남편의 도움을 통하여 회복이 가능하다.

셋째, 본인 및 가족의 우울증 병력

임신과 출산 전 우울증이나 조울증 증상을 가지고 있었던 산모는 출산 후 여러 가지 몸의 변화 과정에서 다시 한 번 우울증 증상이 나타나는 경우가 많다.

넷째, 산후풍 및 출산 후 발생한 신체적 질환

출산 후 발생한 산후풍이나 다른 신체적인 질환에 의하여 산모의 마음은 쉽게 우울해지며 질환의 호전이 있어야만 우울증 증상도 함께 개선된다.

저자가 진료실에서 출산 후 나타난 산후 우울증 환자들을 진료해 보면 눈에 보이는 질환들보다 마음의 병, 즉 산후 우울증 증상이 산모나 주위 가족들에게 더욱 고통스러운 영향을 미치는 것을 어렵지 않게 접하게 된다.

그렇다면 산후 우울증 환자나 가족들은 어떠한 방법들을 통하여 이 고통스러운 질병에서 탈출할 수 있을까?

첫째, 우울증이 지속되면 전문가의 도움을 받는다.

수치스럽거나 창피하다는 생각에 병을 키우지 말고 신경정신과 전문의나 전문 한의사의 진료와 상담 그리고 약을 처방받아 복용토록 한다. 신경정신 계통의 약을 복용한다고 모두가 정신이 이상한 것은 절대 아니다.

둘째, 운동을 정기적으로 한다.

적절한 운동은 몸의 기혈순환을 개선시키며 울체된 기운을 풀어 주어 기분을 좋게 만든다. 산후조리 기간이라면 집 안에서 간단한 스트레칭 정도를, 산후조리 기간이 지난 산모라면 집 밖에서 걷기, 자전거 타기 등 유산소 운동을 하는 것이 좋다.

셋째, 가까운 사람들과의 대화.

남편이든 친정어머님이든 친구든 가까운 사람들과의 허심탄회한 대화는 산후 우울증 탈출을 위해서 매우 중요하다. 마음속의 걱정이나 응어리들이 대화를 통하여 해소될 수 있으며 한의학적으로도 많은 대화는 정신건강에 도움을 주며 중요한 치료법 중 하나이다.

산후 우울증을 경험하는 산모들에게 남편이나 가족들은 매우 중요한 존재이다.

산모의 몸 상태를 항시 돌보며 가능하면 산모가 마음의 상처가 될 수 있는 말이나 행동은 삼가야 한다. 평상시라면 얼마든지 넘어갈 수 있는 행동도 몸과 마음이 지쳐 있는 상태라면 문제가 될 수 있다.

또한 주위 사람들은 산모가 얼마든지 건강을 회복하여 정상적인 생활을 영위할 수 있으며 아이를 잘 키우고 좋은 엄마가 될 수 있다고 격려와 용기를 주어야 한다.

몸과 마음은 서로 떨어질 수 없는 관계이다.

몸이 지치면 마음도 지치게 되고 마음이 우울해지면 몸도 힘들어진다.

출산 후 적극적인 산후조리야말로 산모의 육체적인 건강 회복뿐만 아니라 정신적인 건강 회복에도 매우 중요하다.

그리고 만약 산후 우울증 증상이 빨리 호전되지 않고 자가 노력만으론 개선되지 않는다면 빠른 시일 안에 전문가와 상의하여 적절한 치료방법을 찾아야만 한다.

5 | 산후 젖몸살

출산 전에는 먼저 아이에게 모유를 먹일 건지 분유를 먹일 건지 판단하는 것이 중요하다.

물론 출산 후 여러 가지 상황으로 예기치 않게 모유수유를 못 하고 분유를 먹이는 경우도 있으나 출산 전 선택과 준비는 젖몸살을 예방하는 데 중요하다.

출산 후에는 유두에 통증이 나타나고 유두를 만지면 끈적끈적하고 투명한 혹은 노란색의 젖이 나오는데 이를 초유라고 한다.

초유가 나오기 시작하면 아기에게 젖을 빨리든가 유축기로 젖을 짜내야 한다. 그렇지 않으면 유방의 혈관들이 충혈되어 열이 심하게 나면서 유방이 아프게 되는데 이를 젖몸살이라고 한다.

일단 젖몸살이 발생하게 되면 산모는 고열이 나고 몸에 근육통이 발생하며 유방에 심한 통증이 느껴지며 젖몸살로 인하여 산후조리의 첫 과정이 엉망이 되는 경우도 있으며 젖몸살 회복과정에서 산후풍에 걸리는 산모들도 종종 볼 수가 있으므로 젖몸살의 초기대응과 회복은 산후조리에 있어 아주 중요한 과정이다.

일본의 경우는 출산을 준비하는 산모에게 적극적으로 유방 마사지를 시켜 유방의 혈액순환 상태를 개선시키며 출산 후에도 모유수유 시 따뜻한 찜질과 적절한 마사지로 젖몸살이 발생하지 않게 예방하고 있다.

또한 첫째 출산 후 심하게 젖몸살을 경험한 산모가 둘째 출산 후에 분유수유를 위하여 젖을 말리고 싶다면, 출산 후 젖을 말리는 한약을 복용하면서 남아 있는 젖을 다 짜내고, 압박붕대로 가슴 부위를 꽉 싸매야 하며 가슴 부위를 자극하면 모유의 양이 늘어날 수 있으므로 자극을 하지 않는 것이 좋다.

식혜(엿기름 성분, 한약재중 맥아)가 젖을 말리는 데 도움이 되며 인삼은 모유의 양을 줄이는 효과가 있으므로 전문 한의사의 도움을 얻어 미리미리 준비하는 것이 필요하다.

간혹 젖몸살이 심한 경우 민간요법으로 냉장실에 보관 중인 양배추를 유방에 대거나 차가운 냉찜질을 하는 경우가 있다. 염증반응을 호전시키기 위하여 얼음찜질이나 냉찜질이 기본적인 처치인 것은 사실이나 산후조리 과정의 산모는 차가운 물건의 접촉이나 찬 기운(냉기, 찬바람)의 자극으로 자칫 산후풍에 걸릴 가능성이 높기 때문에 주의할 필요가 있다.

저자의 경험상 젖몸살로 인하여 유방을 냉찜질한 이후에 유방이나 가슴으로 냉기가 침입하여 호흡 시 가슴이 시리고 전신으로 산후풍 증상이 퍼져 고생한 환자들을 치료한 적이 있기 때문이다.

[6 | 산후 하복통]

분만 직후 아랫배가 아픈 것을 아침통(兒枕痛), 훗배앓이, 산후 하복통이라 한다.

산후 하복통, 즉 아침통의 원인은 출산 전 늘어났던 자궁이 출산 후 원래 상태로 수축되면서 나타나는 규칙적이고 쥐어짜는 듯한 통증이다.

자궁은 임신 만삭 중 본래 크기의 1,000배 정도 커진다. 분만 직후 자궁은 이전 상태로 회복하고자 수축하는데, 이 과정에서 하복통이 수반된다. 이 하복통을 후진통이라고 하는데 초산부보다 경산부가 더 강하게 오고, 산후 3일 정도 지나면 대부분 저절로 없어진다.

그러나 출산을 많이 한 다산부와 평상시 건강상태가 허약한 산모는 시일이 지나도 하복통 증상이 호전되지 않거나 오히려 더욱 심해지는 경우가 있으니 이런 상태가 나타나면 전문 한의사의 진료와 치료가 요구된다.

한의학에서는 산후 하복통을 두 가지로 구분하여 치료하는데

첫째는 실증(實證)으로 출산 후 어혈이 적게 나오고 아랫배가 팽만하여 누르면 불쾌감을 느끼는 경우인데 치료는 주로 어혈을 제거하고 배출시키는 생화탕이나 실소산을 처방한다.

둘째는 허증(虛證)으로 출혈이 심하여 어지럽고 배를 눌러 보면 힘이 없고 편안해하는 경우인데 치료는 기혈을 보하면서 어혈을 풀어 주는 처방을 투여한다.

또한 모유수유는 자궁 수축을 도와주므로 산후 하복통의 빠른 회복을 위하여 모유를 먹이는 것이 좋으며 하복부에 가벼운 마사지나 따뜻한 찜질도 산후 하복통의 증상 호전에 도움을 준다.

[7] 산후 비만

비만은 이제 외형적인 미학의 문제를 넘어서 질병의 차원에서 인식되고 있으며 산후 비만 역시 출산한 산모의 가장 큰 걱정거리 중 하나로 받아들여지고 있다.

산후 비만은 출산한 후의 문제로만 생각되어서는 안 되며 임신 초기부터 적극적으로 관리해야 할 중요한 부분이다.

임신을 하면 체중의 증가는 자연스러운 현상이다.

보통 출산 전까지 산모는 약 12kg 정도의 체중증가가 나타나며 이 중 4~5kg은 태아의 체중증가이고 나머지 부분이 산모의 지방과 수분 혈액의 증가이다.

임신 중에는 일단 태아의 건강한 발육을 위하여 충분한 영양섭취가 중요하나 임신 전부터 비만 상태를 유지한 임산부는 적절한 영양섭취와 더불어 적극적인 운동도 필요하다.

우리나라는 산모의 건강상태를 염려하여 임신 중 적극적인 운동에 소홀한 경우가 많은데 외국의 경우 규칙적인 산모의 운동을 통하여 아이를 작게 출산하고 산후조리 기간도 줄여 산후풍 및 산후 비만에 대비를 한다.

이러한 임신 중 운동과 체중조절은 근래에 우리나라 산

모들도 많은 노력을 하고 있는 부분이며 건강한 아이의 출산과 산후 비만 예방에도 매우 효과적이다.

출산 후 발생한 산후 비만은 산후조리 시의 과도한 영양 섭취와 신체활동의 감소 그리고 모유를 먹이지 않는 것이 주요한 원인으로 여겨진다.

출산한 산모의 경우 적극적인 산후조리 기간인 삼칠일이 경과하면 가벼운 몸 움직임과 적절한 식이요법이 필요하며 100일이 지난 후부터는 산후 비만 탈출을 위한 다이어트가 필요하다. 대부분 출산 후 6개월 이내에 임신 전 몸무게로 돌아가는 것이 정상이기에 출산 후 100일부터 6개월까지의 노력이 중요하다.

한의학에서는 출생 시 결정된 체질은 변하지 않는 것으로 생각한다.

그러므로 출산과 산후조리 과정에서 급격한 체중증가는 체질이 변화한 것이 아니라 원래부터 비만 성향을 가지고 있던 산모가 환경의 변화에 의하여 본래의 성향으로 돌아간 것으로 받아들여진다.

그러므로 원래부터 비만인 산모의 경우엔 임신기간 동안 적극적인 운동을 통하여 체중을 미리미리 관리하여야 하며 출산 후 100일이 경과된 상태에서의 비만은 식이요법과 산후 다이어트 운동을 통하여 조절하여야 한다.

우리나라 비만의 원인 중 하나는 과도한 탄수화물과 밀

가루 음식 섭취에 기인한다.

탄수화물(밥, 고구마, 감자)은 복부비만의 원인이 되기도 하며, 밀가루 음식(빵, 국수)은 체내 대사과정을 통하여 지방으로 변성된다.

그러므로 출산 후 비만인 경우엔 탄수화물과 밀가루 음식 섭취를 줄이고 고단백(두부, 계란, 생선, 육류)식사와 더불어 출산 100일 후부터는 하루 한 시간 정도의 유산소운동(걷기, 자전거 타기)과 근력강화 운동을 병행하여야 한다.

다만 출산 초기의 무리한 다이어트는 산후풍의 발병이나 관절 건강을 해칠 수 있으므로 체질과 산모의 신체상태 그리고 산후조리 기간에 알맞은 다이어트가 중요하다.

[8] 풍치와 치아관리

출산 후 산모에게 발생하는 여러 가지 변화 중 하나가 관절기능의 약화이다.

이로 인하여 산모의 치아와 잇몸에도 문제가 발생하는데 대표적인 질환 중 하나가 '풍치'이다.

‘풍치’는 크게 두 가지로 구분될 수 있는데 하나는 치과 적인 개념으로 치주조직의 염증이며, 다른 하나는 산후풍 개념 중의 하나인 풍치이다.

치주위염(齒周圍炎)이라고 하는 ‘풍치’는 치주조직 중 치은·치근막·치조골 등 세 조직에 염증이 있을 경우 각각 치은염·치근막염·치조골염이라 명칭하며 주로 임신 중 여성 호르몬의 증가로 오는 구강 내 환경 변화 때문이다.

임신을 하면 여성호르몬인 에스트로겐 분비가 증가하고, 이로 인해 구강 내 세균들이 증식함에 따라 혈관벽의 손상도 커져 작은 자극에도 잇몸이 쉽게 붓고 염증이 발생한다.

또 임신 초기의 입덧도 치아 건강에 영향을 미친다. 입덧으로 인해 음식물을 자주 토하게 되면 많은 양의 위산이 분비됨으로써 구강이 산성화돼 치아 손상이 일어날 수 있다.

그 외에도 임신 중에는 대부분 충치나 잇몸치료를 기피하여 치아 상태가 더욱 나빠지는 경우가 많다.

그러므로 출산 후 치아건강을 위해서는 음식을 섭취한 뒤에는 반드시 부드러운 칫솔을 사용해서 치석이나 치태가 생기지 않도록 유의해야 하며 출산 후에는 이와 잇몸이 약해져 치아가 들떠 있는 상태이므로 딱딱한 음식의 복용은 삼가는 것이 좋다.

출산 후 부적절한 치아관리는 잇몸이 들뜨고 염증이 생기는 치주염으로 발전할 수 있기 때문이다.

또한 한의원에서 출산한 산모를 진료하다 보면 치과진료상 이상이 발견되지 않는 치아의 시림을 호소하는 환자들을 접하게 된다.

치과 진료상 치아나 치주에 염증이 없으면서도 이가 시려 음식을 잘 섭취하지 못하며 조금이라도 찬 음식을 먹으면 시린 통증이 발생하고 심한 경우 말이나 호흡에 의해서도 이가 시리다고 호소하는 경우이다.

이런 경우를 한의학에서는 넓은 의미의 '산후풍'으로 생각한다.

즉 치아나 잇몸에 찬 기운(냉기, 찬바람)이 침입하여 염증이 없음에도 불구하고 잇몸과 이가 시린 것이다.

이를 예방하기 위하여 산후조리 기간 동안에는 찬 음식 섭취를 금하며, 양치질을 할 때에도 따뜻한 물을 사용해야 한다.

또한 가능하면 산후조리 기간에 몸 컨디션이 좋지 않은 상태에서의 치과치료는 자칫 치아 산후풍 증상을 유발할 수 있기에 주의하는 것이 좋다.

결론적으로 출산 후에는 치아나 잇몸 조리에도 관심을 가져야 하며 통증이 발생하였을 경우엔 일단 치과 진료를 통하여 치주염의 유무를 확인해야 하며, 만약 치주염 증상이 동반되지 않은 이 시림 증상은 산후풍에 준하는 한의학적 치료가 필요하다.

제 7 장

한방 산후조리약

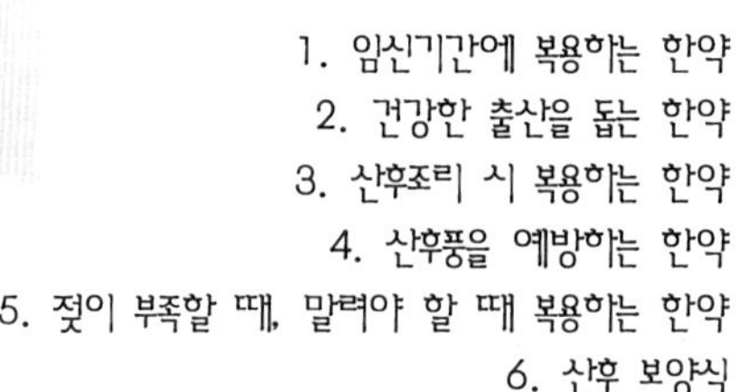

1 임신기간에 복용하는 한약

예전이나 지금이나 임신 중 약물(한약, 양약) 복용은 신중을 기하였다.

그러나 한의학적인 원칙 중 하나로 '유고무손(有故無損)'이라는 것이 있다. 즉 이유와 원인이 있는 경우 복용하는 한약은 해로울 것이 없다는 관점이다.

임신 중에도 치료해야 할 증상들이 있으며 대부분의 경우 그대로 방치하면 산모와 태아의 건강상태가 심히 손상받을 수 있는 증상과 질환들이다.

이러한 경우 적극적인 한약 복용이 필요하나 한약도 독성이 있고 부작용이 있기 때문에 반드시 전문 한의사의 진료와 처방이 중요하다.

대표적으로 임신 중 한약을 처방하는 증상과 병증으로는 입덧(惡阻), 감기(傷寒), 안태(安胎)이다.

물론 임신 중에는 가능한 한 약물복용을 안 하는 것이 좋기 때문에 일단은 식이요법이나 생활상의 주의로 증상을 개선시키는 것이 좋으나 임산부나 태아의 건강에 심대한 위험이 있을 경우엔 화학성분인 양약 복용보다는 생약성분인

한약의 복용이 필요하다

임신 초기 입덧의 경우 대부분 1~2주 정도의 시일이 지나면 증상이 개선되나 물도 토할 정도로 심한 경우엔 영양 장애 상태가 유발되어 산모나 태아에게 위험할 수 있으므로 '보생탕'을 처방하여 입덧을 호전시킬 수 있다.

임신 중 감기에 걸리게 되면 양약은 항생제 및 소염제 투여가 주를 이루어 복용이 금기시되어 있다.

일단 따뜻한 보리차나 레몬차를 많이 마시면서 식사를 잘 하고 휴식을 취하는 등의 노력이 필요하며 장기간 감기 증상이 개선되지 않을 땐 한방에서는 '궁소산'이나 '삼소음' 등의 처방을 체질과 증상에 맞추어 복용시킨다.

또한 임신 초기에 주로 발생하는 유산 전조 증상(하복통, 하혈)을 한의학에서는 태기불안(胎氣不安)이라고 하여, 임신이 정상적으로 유지되는 데 장애가 발생한 것으로 본다.

질병명으로는 태동(胎動)과 태루(胎漏)라고 하는데 '안태음'이나 '교애사물탕' 등을 복용하여 유산을 예방한다.

그러나 한의학에서도 임신 중에는 세 가지 금기사항이 있다.

첫째 땀을 내지 말 것, 둘째 설사를 하지 말 것, 셋째 소변을 지나치게 자주 보지 말 것이다.

이와 관련하여 한의학 문헌에는 임신 중에 먹지 말아야 할 50여 종의 약재가 제시되어 있는데 세 가지 금기사항을 어기는 약재, 즉 땀·설사·소변을 자극하는 것이 대부분

이며, 이외에 구토를 일으키게 하는 약재와 독성이 있는 약
재들이 여기에 포함된다.

반묘·수지·망충·부자·우황·파두·감수·대극·망
초·웅황·삼릉·봉출·도인·대황·규자·구맥 등이 위
험한 약물이다.

그러므로 임신 중 질병 치료를 위한 한약 복용은 반드시
전문 한의사의 진료와 처방이 필요하며 무분별한 민간요법
이나 단방약재 복용은 삼가야 한다.

2 │ 건강한 출산을 돕는 한약

예로부터 한의학에서는 임신 마지막 달에 건강한 자연분
만을 위하여 복용시키던 한약처방이 있다.

'달생산'이라 하여 임신 마지막 달 시작에서 분만예정일
사이에 산모의 원기를 북돋우어 주면서 태아가 지나치게
커지는 것을 예방하고 양수를 적당하게 줄여 주고, 양수에
의해 불어 있는 태아의 부피를 약간 작게 만들어 분만할
때 쉽게 자궁 입구를 통과할 수 있게 하여 원활한 자연분

만을 유도하는 처방을 복용시키었다.

또한 '불수산' 처방을 사용하여 난산을 예방하였는데 한의학에서는 난산을 만출력(娩出力)·산도(産道)·복압(腹壓) 등의 이상에 의해 생겨날 수 있는 분만의 이상이라 여겨 난산을 예방하고 순산을 돕기 위하여 출산을 위한 진통이 시작되기 전에 복용시키었다.

'불수산'은 당귀(當歸)와 천궁(川芎)으로 구성된 처방인데 부처님의 손과 같이 잘 보살펴서 통증을 가라앉히고 순산을 도와준다는 처방이다.

'불수산'은 출산 전에 자궁의 수축력을 증가시켜 태아의 배출이 용이하도록 할 뿐 아니라 혈액을 충분히 공급하여 산후 혈액 손실을 보충해 주며, 또, 골반의 수축을 유도하여 산후 빠른 회복을 도와주고, 자궁 내에 남아 있는 어혈(瘀血)이 신속하게 배출되도록 하여 산후 후유증을 예방하여 주는 처방이다.

출산 직전에 3~4첩을 복용시키면 좋은 효과를 볼 수 있는데, 특히 미리 잘 준비해 두었다가 파수가 시작될 때 복용시키면 태아 만출력이 좋아져서 분만 시간을 단축시키기고 진통을 경감시키는 효력을 볼 수 있다.

그리고 일단 진통이 시작되면 '단녹용탕'을 복용시켜 출산 시 부족할 수 있는 기혈을 보충하여 원활한 자연분만을 돕는다.

건강한 출산을 하기 위하여 복용하는 한약들은 독성과

특별한 부작용이 없는 한약재들로 구성되어 있으며 오래전부터 경험적으로 안전성이나 유효성이 입증되어 내려온 처방들이다.

또한 건강한 출산은 산후풍 예방의 시작이며 산후조리 기간 동안의 건강상태를 좌우하는 시발점이다.

요 근래에는 양방 산부인과에서 분만촉진제나 무통분만을 위한 약물을 주사제로 주입하기도 하지만 많은 한의사들은 부인을 위하여 또는 자신의 건강한 출산을 위하여 위에서 소개한 한약들을 복용하고 있다.

건강한 자연분만을 원하고 산후풍을 예방하고자 하는 산모들은 임신 후반기에 미리 전문 한의사의 진료와 상담을 통하여 '달생산', '불수산', '단녹용탕' 등을 준비하였다가 복용하는 것도 좋은 방법이다.

[3] | 산후조리 시 복용하는 한약

출산 후의 한약 복용은 출산 후에 첫 식사와 함께 시작하는 것이 좋으며 출산 직후에 자궁수축과 혹시 생길 수 있는 자궁 내의 어혈(瘀血)을 제거해 주는 한약을 복용하고, 어혈(瘀血)이 제거된 후에 산모의 기혈을 보충해 주고 산후풍을 예방하는 보약(補藥)의 복용을 원칙으로 한다.

분만 후에는 산모의 몸에 어혈이 형성되는데 어혈은 나쁜 피 혹은 썩은 피의 뜻으로 비생리적인 혈액을 말한다.

분만과정에서 형성된 어혈이 미처 다 제거되지 않고 몸 안에 축적되어 있으면 산후복통, 산후 출혈을 비롯하여 사지 및 전신의 통증을 유발하는 원인이 된다.

따라서 분만 후에는 반드시 어혈을 제거한 후에 기혈을 보양하는 조치를 취하는 것이 중요하다.

산모의 상태에 따라 다를 수 있으나 일반적으로는 분만 후 식사를 개시함과 동시에 '생화탕'이라는 탕약을 5～10일 복용하면 어혈로 인한 후유증을 방지할 수 있다.

'생화탕'은 자궁 수축을 촉진하여 오로의 배출을 원활하게 하며, 어혈을 소산시켜 산후복통을 치료하고, 산욕자궁의 복고를 촉진한다. 흔히 산후에 보약을 먹는 것이 좋다는 말을 듣고 어혈을 제거하지 않은 채 보약을 복용하는 경우가 있는데, 이는 어혈의 배출을 방해하여 산후 발열 혹은 전신의 통증을 유발할 수 있으므로 주의하여야 한다.

출산 후 어혈을 제거한 후에는 산모의 체질과 특징에 맞게 산후 보약을 처방하여 복용시키는데 중요한 원칙은 기혈을 보하는 것이다.

10개월 동안의 임신 기간과 자연분만 시의 진통 또는 제왕절개 수술 후의 후유증 등으로 산모는 기혈이 부족해지고 면역력과 방어력이 저하된다. 또한 관절기능이 약해져 쉽게 관절통증이 발생할 수 있으며 언제든 산후풍이 발병할 수도 있는 상태가 된다.

산후 보약으로는 일반적으로 '팔물탕', '보허탕'이라는 약을 사용한다.

이 약은 분만 후 허약해진 산모의 기혈을 보충하고 산후 회복을 촉진하고 면역력을 향상시켜서 산후 감염을 예방 및 치료하는 효과가 있다. 그러므로 산후의 모든 질병에는 '보허탕'을 응용하게 되는데, 환자의 체질과 증상을 충분히 참작하여 가감하여야 하므로 전문 한의사와 상의하는 것이 바람직하다.

4 | 산후풍을 예방하는 한약

한의학에서는 질병의 치료보다 질병을 미연에 예방하는 것을 더욱 중요시하고 있다.

그런 의미에서 소위 말하는 보약의 복용은 가장 중요한 질병 치료약인 것이다.

산후풍 역시 그러하다.

일단 산후풍에 걸리게 되면 심신이 지칠 대로 지쳐 있는 산모들의 몸과 마음은 더욱더 힘들어지게 되고 적극적인 치료를 통해서도 쉽게 호전되지 않는 경우가 많다.

그러므로 산후풍 예방을 위한 한약 복용은 반드시 필요하다.

산후풍은 대부분 산모의 기혈부족으로 몸 안으로 찬 기운(냉기, 찬바람)이 침입하는 것을 막아 주는 방어막이 손상된 상태에서 찬 기운에 노출되었을 때 발생하므로 출산 후 바로 복용하는 것이 효과적이다.

산후풍을 예방하는 한약처방은 주로 기, 에너지, 면역력, 방어력을 증강시키는 보기제가 많다.

기력의 보강은 모든 질환의 발생을 미연에 예방해 주는 효과를 지니고 있으며 특히 산후풍 예방에 효과적이다.

또한 평소에 몸이 많이 차거나, 손발과 복부가 차고, 추위를 많이 타고, 기력이 약하고, 늦은 나이에 출산을 하거나 임신중절수술 경험이 많은 산모인 경우 출산 전 미리 기력을 보강시키는 한약을 전문 한의사의 진료를 통하여 복용하는 것이 좋다.

저자의 경험상 산후풍은 대부분 출산 후 삼칠일에서 100일 사이의 산후조리 기간에 발생하므로 출산 전에 미리 예

방하거나 출산 후 바로 산후조리약을 복용함으로써 예방이
가능하다.

　물론 산후풍 예방한약은

　- 산모의 나이

　- 산모의 체질(태음인, 소양인, 소음인)

　- 산모의 체형(비만인, 마른 체형)

　- 자연분만, 제왕절개 수술

　등 여러 가지 항목들을 고려하여 산모 개개인에게 맞는 한
약을 처방하여 복용하여야 한다.

[5] 젖이 부족할 때, 말려야 할 때 복용하는 한약

　출산 후 산모를 힘들게 하는 증상 중 하나가 모유수유를
원하는데 젖이 부족하거나, 수유가 여의치 않아 젖을 말려
야 하거나 젖몸살이 생겨 고생하는 경우이다.

　일단 출산 전부터 모유수유에 대한 원칙을 정하고 미리
미리 준비하는 것이 좋으며 모유수유를 준비하는 경우 지

속적인 유방 마사지가 매우 도움을 준다.

산모가 허약하거나, 영양상태가 좋지 않거나, 정신적인 스트레스 등에 기인하며 한의학에서는 기혈의 부족으로 원인을 생각하여

– '가미사물탕', '팔진탕', '십전대보탕' 등 기혈을 보강하는 처방을 체질을 고려하여 투여한다.

또한 영양 상태나 기혈 상태가 좋으면서도 모유가 잘 나오지 않는 것은 수유방법의 문제거나 유두의 함몰이 원인이므로 따뜻한 찜질과 마사지가 효과적이다.

영양학적으로는 단백질 섭취가 가장 중요한데 단백질은 모유의 질과 양을 결정하는 가장 중요한 영양소이다. 모유를 수유하는 산모라면 무엇보다 균형 잡힌 식사를 하되 단백질 섭취에 더욱 신경을 써야 한다. 참치나 고등어, 꽁치처럼 등푸른 생선은 단백질 및 비타민 D가 풍부하면서도 지방이 적어 산모에겐 더없이 좋은 식품이며 돼지족발이나 사골국물 등도 모유가 부족한 산모가 섭취하는 것이 도움이 된다.

그리고 칼슘과 철분은 아기의 성장에 없어서는 안 될 영양소이기에 살코기, 간, 푸른 잎 채소, 김, 조개, 굴 등에는 철분이, 저지방 요플레 및 우유, 두부, 멸치, 시금치 등에는 칼

숨이 풍부하므로 모유수유기간 동안에 챙겨 먹는 것이 좋다.

모유가 잘 나오지 않을 때

한의학에서는 울유(鬱乳)라 하여 유방에 모유가 울체되어 부족한 것은 아니나 잘 나오지 않는 경우에 체질을 고려하여 '통초산', '용천산' 등의 한약을 처방하여 복용케 한다.

물론 유방 마사지는 기본적으로 시행할 수 있는 방법이다.

젖을 말려야 할 때

여러 가지 사정으로 모유를 먹이지 않기로 하였거나 모유를 중단할 경우 자칫 젖몸살이 심하게 올 수가 있다.

그러므로 아이에게 젖을 물리지 않고, 가슴을 천으로 동여매며, 체질을 고려하여 '가미사물탕'이나 맥아, 인삼 등을 투여하여 젖이 마르게 도와준다.

민간요법으로 엿기름을 먹는 방법도 효과적이다.

젖몸살

흔한 경우는 아니나 젖몸살이 심하게 오면 출산의 고통보다 더 극심하다고 표현하는 산모들이 있다.

출산 후 몸과 마음이 지친 상태에서 젖몸살까지 찾아와

유방의 통증이 극심해지고 몸에 열이 나고 몸살처럼 근육통까지 찾아온다면 정상적인 산후조리가 힘들게 된다.

중요한 것은 예방이기에 출산 전부터 젖몸살을 대비하여 유방 마사지를 꾸준히 해 주어야 하며 만약 예상치 못하게 젖몸살이 찾아왔다면 가까운 한의원에서 진료와 치료를 적극적으로 받는 것이 필요하다.

한약 중에는 젖몸살을 치료하는 치료약들이 많으며 산모의 상태를 고려하여 소염제, 모유 말리는 약재 등을 처방하며 경우에 따라서는 침 치료를 통하여 유방의 모유순환 상태를 촉진시키기도 한다.

다만 민간요법에서 사용하는 차가운 양배추를 유방에 접촉시키는 방법은 염증을 가라앉히는 데는 효과적이나 가슴을 통하여 찬 기운(냉기)이 침입하여 자칫 산후풍 증상을 유발시킬 수 있으므로 삼가는 것이 좋다.

6 산후 보양식

출산 후에는 산후조리약 복용도 중요하지만 예전부터 산

모의 건강을 증진시키고 회복을 촉진시킬 목적으로 여러 가지 건강음식을 만들어 복용시키었다.

물론 엄격히 말한다면 음식도 약이기 때문에 체질과 음식의 특성을 고려하여 복용하는 것이 좋으므로 산후 보양식을 소개하면서 각각의 특성과 기대할 수 있는 효과를 정리해 보았다.

미역국

출산한 산모에게 주는 가장 대표적인 산후 보양식이다.

칼슘이 풍부한 알칼리성 식품으로 피를 맑게 하고 뼈를 보호한다. 요오드 함량이 많아 혈액순환을 촉진시켜 오로의 배출을 돕고 갑상선 호르몬을 보충하며, 장의 소화 운동을 증진시켜 변비를 예방하고 부종에도 효과가 있는 산후 완전식품이라 할 수 있다.

늙은 호박

예로부터 이뇨 작용이 강하여 붓기를 빼주고 소화가 잘 되어 회복기 산모들이 많이 애용하는 산후 보양식 중 하나이다.

그러나 엄밀히 구분하면 신장기능이 나빠서 생기는 부종에는 효과가 있지만, 출산 후에 생기는 붓기에는 효과가 떨어진다.

또한 『본초강목』에 따르면 '기체'와 '습저'에는 호박을 사용해서는 안 된다고 하였는데 '기체'는 기 순환의 장애현상이며 '습저'는 몸속에 수분이 많은 것을 뜻하므로 기 순환이 잘 안 되거나 몸에 병적으로 수분이 많이 쌓인 상태의 산모는 잘못된 산후 호박 복용으로 오히려 산후 회복을 더디게 할 수도 있다.

가물치탕

산모에게 좋은 물고기라 하여 '가모치(加母致)'라는 이름이 붙여졌다.

고단백 식품이며 강력한 이뇨작용이 있어 부기가 안 빠지거나 오히려 더 붓거나, 배뇨장애가 계속되는 산모에게 효과가 좋다.

그러나 성질이 차서 평소 몸이 냉한 소음인 체질의 산모에게는 좋지 않으며 상처가 있는 경우 오히려 상처치유를 지연시킬 수 있으므로 제왕절개 수술을 한 산모에게는 좋지 않다.

잉어

고단백 식품인 잉어는 예로부터 산모에겐 체력 보강 식

품이었다.

잉어와 영계를 같이 달이는 용봉탕이나 영계를 삶은 물에 잉어와 쌀·마늘·기름에 볶은 버섯을 넣고 쑨 용봉죽, 잉어에 마늘·생강을 넣고 푹 고아 쌀을 넣고 쑨 잉어죽 등이 잉어를 이용한 대표적인 산후 보양식이다.

잉어 보양식에 넣는 마늘은 나쁜 균과 염증을 없애 주고 피로를 풀어 주며 설사를 그치게 하며 생강은 몸을 따뜻하게 하는 효과가 있다.

흑염소

흑염소에 사물탕과 감초, 생강을 넣어 중탕하여 만드는 염소소주도 산후에 좋은 보양식이다. 흑염소는 토코페롤 및 소화 흡수율이 강한 단백질, 칼슘, 철분, 비타민B 등의 무기질이 고농도로 함유된 영양 식품으로 출산 후 기혈이 약할 때 복용하면 속을 덥히고 내장을 보하며 기력을 증진시켜 준다. 손발이 차거나 허리와 배 등이 아픈 산후풍에도 좋다.

단, 성질이 따뜻하거나 뜨거워 몸에 열이 많은 소양인이나 열태음인에겐 좋지 않으며 영양 상태가 좋은 산모가 지나치게 많이 먹으면 비만이 될 수도 있다.

잣죽

　잣은 여성의 자궁을 안정시켜 주고 자궁출혈이 생기는 것을 막아 주는 효과가 있다.

　출산으로 무리한 출혈이 있은 후, 그리고 오로가 보이는 산후에 잣은 더 없이 좋은 음식이다. 잣죽을 끓여서 식사대용으로 먹어도 좋고 그냥 잣만 씹어 먹어도 좋다.

꼬리곰탕, 우족탕

　꼬리곰탕은 출산으로 약해진 관절 기능 강화를 위해 가장 간편하게 요리해 먹을 수 있는 음식이다. 고단백 저지방 음식으로 기혈을 보하고 특히 인대와 근육, 뼈 등을 강화하는 효능이 있어 산후 관절통 증상에 효과적이다.

장어

　장어는 예로부터 널리 알려져 있는 보양식으로 단백질과 지방, 철분이 풍부하여 현기증, 피로감, 기력보충과 기혈보강에 효과적인 산후 보양식이다.

　성질이 평하거나 차가워 열이 많은 태음인에게 특히 좋은 보양식이다.

산후풍 바로 알기

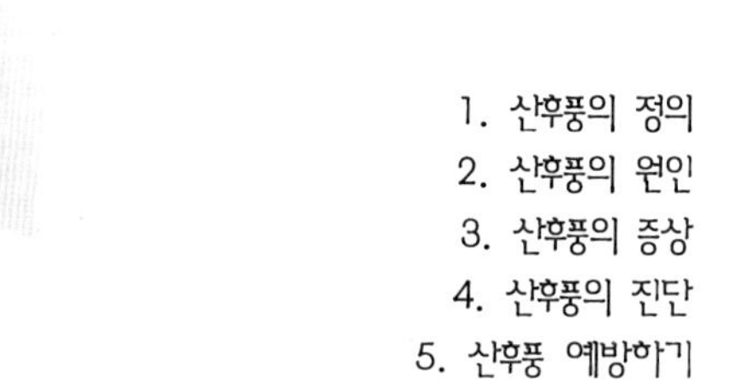

1 | 산후풍의 정의

우리나라에서 출산을 하는 거의 모든 산모는 최소한 3주 이상의 적극적인 산후조리 기간을 경험하게 된다.

예로부터 한의학에서는 출산 후의 산후조리를 매우 중요시하게 강조하였는데 이는 출산 후 발생할 수 있는 여러 질환의 예방과 더불어 '산후풍'에 걸리지 않기 위함이었다.

산후(産後)라 함은 산욕기(産褥期)를 말하며 임신과 분만에서 벗어나 서서히 임신 전의 상태로 복구되는 과정으로 그 기간의 개인적인 차이는 있으나 대체로 분만 후 6～8주간에 해당한다.

이 시기에는 산모의 면역, 관절, 생리 기능이 불완전한 상태이기에 여러 가지 질병이 발생할 가능성이 높다.

그러므로 출산 후 일정 기간은 산후조리에 특별한 주의와 노력이 요구된다.

산후풍(産後風)이란 출산 후에 산모의 몸에 기혈이 부족하고 면역력이 저하되고 관절기능이 약화된 상태에서 차가운 바람을 맞거나, 찬 물건을 접촉하여 냉기(차가운 기운, 찬바람)가 몸 안으로 침입하여

- 특정 부위나 전신이 차고 시림
- 관절로 침입한 냉기가 관절을 굳게 만들어 통증과 운
  동장애를 일으킴
- 자율신경의 기능에 문제가 발생하여 땀이 과도하게 남
- 기력이 저하되고 불면증이나 우울증 등 정신적인 문제
  가 발생함
- 감각장애(저리다, 시리다, 따갑다, 화끈거린다, 무디다 등)

여러 가지 육체적, 정신적 증상들을 유발시키는 질환으로 한의학에서는 산후신통(産後身痛)이란 정식 병명을 사용한다.

[2 | 산후풍의 원인]

한의학에서는 산후신통(産後身痛), 즉 산후풍(産後風)의 기본적인 원인을 출산 후 기혈(氣血)이 약해진 상태에서 외부의 사기(邪氣: 찬 기운, 찬바람, 차고 습한 기운, 기타 나쁜 기운)가 산모의 몸 안으로 침입하여 발생하는 것으로

보고 있다.

좀 더 구체적으로 한의학 문헌들을 살펴보면

의학입문(醫學入門)

- 어혈(瘀血): 비생리적인 혈액, 출산과정에서 발생하는
  노폐물
- 풍(風): 바람, 찬바람, 찬 기운, 냉기 침입

만병회춘(萬病回春)

- 혈허(血虛): 출산 시 출혈 과다, 혈액 부족

한방부인과학(韓方婦人科學)

- 혈체(血滯): 어혈(瘀血)로 인한 혈액순환장애
- 혈허(血虛): 출산 시 출혈 과다로 인한 혈액 부족
- 혈풍(血風): 혈허(血虛)에 외부에서 풍(風, 찬바람)이 침입

절강중의학원학보(浙江中醫學院學報)

- 출산 후 기혈(氣血)이 부족한 상태에서 면역력과 외부
  찬 기운에 대한 방어력이 저하되어 외사(外邪, 찬바람)
  가 침입하여 발생한다.

좀 더 쉽게 생각해 보면 우리가 감기에 걸리는 경우와 산후풍에 걸리는 경우가 비슷한 면이 많다.

겨울철에 몸의 면역력이 저하된 상태에서 목욕을 하고 머리나 몸에 묻은 물기를 완전히 제거하지 않은 상태로 찬 바람을 맞으면 몸이 오싹한 느낌을 느끼며 다음 날부터 감기(콧물, 발열, 근육통, 오한) 증상이 발생한다.

한의학에서는 예로부터 감기의 대표적인 원인을 외부에서 침입하는 찬바람(찬 기운, 냉기)으로 생각해 왔다.

산후풍의 발생 원인도 다르지 않다.

- 평소에 몸이 허약한 산모
- 임신 중 심한 입덧이나 다른 질환으로 기력이 약해진 산모
- 자연분만 중 진통시간이 길어 기진맥진한 산모
- 기력이 약한 상태로 제왕절개 수술 후 지친 산모
- 여러 원인으로 면역력과 방어력이 극도로 저하된 산모
- 출산 후 무리한 행동으로 기력이 저하된 산모

이렇게 기혈이 부족하고 방어력이 약해진 산모가 산후조리 기간 중 찬물, 찬바람, 찬 물건에 접촉하여 외부의 찬바람(찬 기운, 냉기)이 산모의 몸 안으로 침입하여 발생하는 질환이 산후풍인 것이다.

출산한 모든 산모가 산후풍에 걸리진 않으며, 산후조리

를 제대로 하지 못한 산모의 경우도 산후풍에 걸리지 않는 경우도 있다. 이러한 이유는 평소에 또는 출산 시에 산모의 건강상태와 방어력이 얼마나 정상적인가가 산후풍 발병의 중요한 요인이 되는 것임을 반증한다.

[3] | 산후풍의 증상

산후풍으로 인하여 나타나는 증상은 매우 다양하며 몸 전체에 걸쳐 정신적 증상과 육체적인 증상을 유발한다.

먼저 기력과 방어력이 저하된 상태에서 몸 안으로 침입한 찬바람(냉기, 찬 기운)에 의하여 발생되는 1차적인 산후풍 증상을 살펴보면

* 전신시림, 오한(惡寒: 찬 것을 싫어함), 오풍(惡風:찬바람을 싫어함), 전신냉증, 국소 부위 냉증
* 전신 관절통, 국소 관절통, 관절경직, 관절 운동범위 제한
* 땀 과다

세 가지 증상으로 요약된다.

일반적으로 찬바람이 몸 안으로 침입하여 발생하는 감기의 경우엔 찬바람(냉기)이 피부 아래 부위로 침입하므로 몸이 으슬으슬 춥고, 쑤시는 정도의 증상이 발생하나 산후풍의 경우엔 찬바람(냉기)이 피부 아래층, 즉 근육층과 뼛속, 장부(臟腑) 등 좀 더 깊은 부위로 침입하여 전신이 차고 시리며 찬 기운이나 찬바람을 싫어하게 되고 특정 부위가 더욱 차갑고 시리게 느껴진다. 그러므로 흔히 '뼛속까지 시리다'라는 표현이나 시린 증상과 통증이 병행될 때 호소하는 '뼛속이 아리다'라고 통증을 호소한다.

이런 경우 적외선체열진단 검사를 시행하면 시린 부위의 체표온도가 대부분 현저히 저하된 상태를 확인할 수 있다

또한 찬바람(냉기)이 관절로 침입하면 관절이 얼어 버려 관절운동이 제한되며 그로 인하여 통증이 발생하는데 통증이 극심할 경우 조그만 움직임에도 눈물이 날 정도의 통증이 유발된다.

마치 관절염이나 류머티즘과 증상이 유사하여 x – ray 검사나 혈액검사를 하면 이상이 발견되지 않으며 적외선체열검사를 시행하면 관절통증 부위가 대부분 현저히 정상보다 온도가 내려가 있는 것을 발견할 수 있다.

즉 관절의 온도가 저하되어 경직과 운동제한, 통증이 발생하는 것이다.

마지막으로 땀 과다 증상이 산후풍 환자들을 괴롭힌다.

일반적인 경우엔 평소에 몸이 찬 산모들은 대부분 여름철이나 몸이 더운 경우에도 땀이 잘 나지 않는 것이 정상이다.

그러나 산후풍에 걸리면 몸 안으로 침입한 찬바람(냉기)이 자율신경의 기능을 저하시켜 한마디로 시도 때도 없이 땀이 흐르게 만든다.

인체가 땀을 흘리는 이유는 여러 가지이나 중요한 이유 중 하나는 체온을 떨어뜨리고 피부의 온도를 내리기 위함이다.

몸에 열이 많고 비만한 경우 땀을 많이 흘리는 것은 생리적인 현상이며 땀이 나고 난 후엔 오히려 몸이 시원한 느낌을 느끼게 된다.

땀구멍을 통해 배출된 땀에 의하여 피부의 온도는 순간적으로 3∼5도 정도 떨어지기 때문이다.

그러나 산후풍 환자들의 경우 마른 피부상태를 유지하여도 몸이 춥고 시린데 여기에 땀이 줄줄 흐르게 되면 피부의 온도가 급격히 내려가 오한이나 시림증상이 더욱더 심하게 느껴지며 과도한 땀의 배출로 인하여 무기력 증상이나 탈수증상까지 유발될 수 있다.

저자의 진료 경험상 땀 과다 증상을 동반한 산후풍 환자들이 가장 고통스러우며, 가장 치료가 어려운 케이스이다.

한의학 문헌에 보면 이러한 땀 과다 증상이 있을 때 땀을 흘리게 하는 한약을 잘못 복용하면 산후풍 증상이 더욱 심해질 수 있다고 경고하고 있다.

이 외에 산후풍으로 인한 부수적인 증상을 살펴보면

* 무기력증

* 우울증

* 불면증

* 대인기피증

* 두통, 현기증

* 피부가 따갑거나 화끈거림(감각 이상)

* 일상적인 생활이 불가능함

등 셀 수 없을 정도의 증상들이 동반된다.

식욕저하와 관절운동 제한으로 인하여 무기력증과 탈수 증상이 나타날 수 있으며, 정상적인 생활을 하다가 갑자기 몸에 이상이 발생하여 통증이 나타나고 더욱이 눈에 보이지 않으며 일반적인 검사상 원인이 나타나지 않는 증상과 주위 사람들의 인식부족이 산후풍 환자들의 마음을 우울하게 만든다. 한마디로 육체적으로 정신적으로 사람을 황폐화시키는 무서운 질환인 것이다.

또한 모유수유나 육아로 인한 수면부족과 더불어 땀 과다, 전신 시림, 관절통증은 불면증을 유발시키고 이로 인하여 낮 시간 동안에 기력저하와 식은땀 증상이 발생되어 산후풍 환자들은 더욱더 괴롭게 된다.

외출을 꺼리게 되고 기운은 없고 주위 사람들의 인식부족은 대인기피증을 유발시키며, 혈액순환장애나 전신에서 돌고 있는 찬 기운(냉기)에 의하여 두통, 어지럼증이 발생되며 냉기의 침입이 오래된 경우엔 차가움, 시림, 아림 등의 증상을 넘어 피부가 화끈거리고 따갑기까지 하여 더욱 힘들어진다.

이러한 여러 가지 증상들은 산후풍 환자 본인의 움직임뿐만 아니라 육아와 외출, 일상적인 생활을 어렵게 만들어 더욱더 고통은 증가가 된다.

4 | 산후풍의 진단

출산 후 산모에게 발생하는 모든 병적인 증상을 산후풍이라 단정 지을 순 없다.

그러므로 산모의 몸에서 나타나는 여러 가지 현상이나 증상들을 전형적인 산후풍과 다른 질병으로 진단, 구분하는 것은 매우 중요한 일이다.

그러나 현대의학에선 산후풍의 개념이 없으며 그렇기에 여러 가지 양의학적인 검사상에선 산후풍 증상을 찾아내기 어렵고 한의학에서도 산후풍의 개념은 있지만 감별·진단하는 검사기기가 충분치 않으며 이로 인하여 다른 질환들과 오인하는 경우들도 많은 실정이다.

그동안 1,000여 명 이상의 난치성 산후풍 환자들을 진료하고 치료해 오면서 축적해 온 검사결과와 경험을 통하여 산후풍 감별진단법과 유사한 질환들의 진단에 대하여 설명하고자 한다.

자가진단이나 진료실에서의 문진에서 특징적인 사항들은 다음과 같다.

* – 산후풍 환자들은 대부분 언제, 어느 시기에 어느 부위에 찬바람을 맞거나 찬 물건에 접촉되어 찬바람(냉기)이 몸 안으로 침입하였는지 기억을 한다.

일반적인 느낌과는 확연히 다르게 얼음송곳이 피부를 뚫고 들어오는 느낌이거나 아니면 그러한 느낌 이후로 몸에 여러 가지 산후풍 증상이 발현되기에 기억에 남는다.

* – 찬바람을 싫어하며 찬물이나 찬 물건에 접촉되는 것 또한 싫어한다.

몸이 차가워지면 시리거나 관절의 통증, 땀 과다 증상이 더욱 심해지기 때문이다.

* - 관절의 통증 역시 몸이 차가워지면 더욱 심해진다.

몸이 차갑고 뼛속이 시린 느낌이 들면 산후풍으로 인한 관절통증이 더욱 심해진다.

일반적인 따뜻한 찜질이나 침구 치료, 물리치료 등의 방법으로는 증상이 잘 호전되지 않는다.

* - 평소와는 다르게 과도하게 몸에서 땀이 나며 땀이 난 후엔 시리거나 관절의 통증이 더욱 심해진다.

한의학에서 가장 일반적이고 객관적으로 사용해 볼 수 있는 진단기기는 '적외선체열진단기'이다. 적외선을 이용하기에 검사 시 산모의 몸에 다른 문제를 야기하지 않으며 검사결과가 몸이 시리거나 아픈 부위의 온도가 현저히 내려가 있으며 치료 중이나 치료 종료 후 다시 검사를 하면 피부의 온도가 정상으로 회복되어 있는 것을 확인할 수 있다.

관절통증

임신 시에는 임산부의 몸에서 '릴랙신'이라는 호르몬이 분비되어 산모의 여러 관절이 임신상태를 진행하기 용이하게 해 주며 출산 시 골반을 자연스럽게 확장시켜 정상적인 분만을 도와주게 된다. 이로 인하여 출산 후에는 산모의 모든 관절이 평소와는 다르게 이완되어 있거나 인대나 근육의 힘이 저하되어 무리한 몸 움직임으로 인하여 관절의 통증이 쉽게 발생될 수 있으며 이런 증상은 넓은 의미의 '산후풍'에 속할 수는 있으나 정확한 의미의 '산후풍'으로는 진단하기 어렵다.

이러한 경우엔 따뜻한 찜질과 적절한 안정 그리고 한의원에서의 침구 치료를 통해서 어렵지 않게 회복될 수 있으며 필요시에는 치료한약을 투여하면 호전이 더욱 빠르다.

또한 자연분만 시 발생하는 골반과 척추의 틀어짐에 의한 관절통증은 추나요법(척추교정)을 통하여 호전이 가능하다.

그러나 산모의 몸으로 찬바람(냉기)이 침입하여 발생하는 산후 관절통증은 일반적인 치료로 잘 호전이 안 되는 경우가 많으며 통증의 양상이 관절염이나 류머티즘 또는 인대나 근육의 이상으로 발생하는 평소의 통증과는 구분되는 점들이 많다.

또한 관절염의 경우 혈액검사나 x-ray 검사를 통한 진단이 용이하기에 산후풍으로 인한 관절통증과는 감별이 어렵지 않다.

전신시림

'차갑다'라는 느낌을 한글에서는 여러 단계로 분류한다.

차갑다(춥다) < 시리다(차갑다 보다 더 찬 경우) < 아리

다, 애리다(시리면서 통증이 있는 경우)

보통 산후풍 환자들은 '차갑다'라는 표현보다는 '시리다', '아리다, 애리다'라고 표현하며 실제 적외선체열진단 검사상 온도가 현저히 내려가 있는 경우가 많다.

양방에서는 이러한 증상을 자율신경(교감신경, 부교감 신경)실조증의 일종으로 교감신경계의 과도한 작용으로 설명하기도 한다.

그러나 교감신경계의 과도한 작용의 경우엔 특별한 응급상황이나 외부의 심한 스트레스 시 주로 발생하며 산후풍 환자의 경우엔 교감신경계의 과도한 작용이 일어나지 않는 상황에서도 '특정 부위나 전신이 시리다'라고 고통을 호소한다.

또한 교감신경 차단술을 양방병원에서 받았음에도 시리거나 땀 과다 증상이 호전되지 않는다면 교감신경의 문제라기보다는 산후풍일 가능성이 높다.

땀 과다

산후풍 환자들이 가장 고통을 호소하며 실제 가장 치료가 어려운 케이스가 땀 과다 증상을 동반한 산후풍이다.

가만히 있거나 피부가 건조한 상태에서도 시리거나 애린 통증이 있는데 여기에 마치 찬물을 끼얹듯 땀이 나게 되면 그 고통은 표현하기 어려울 정도이다.

여기서 산후에 쉽게 발생되는 갑상선 질환과의 감별이 필요하다.

갑상선 기능 항진증의 경우 피로, 몸의 열감과 땀 과다, 체중감소, 심계항진 등의 증상이 나타나며 갑상선 기능 저하증의 경우 피로, 체중증가, 추위를 타는 것이 특징적인 증상으로 혈액검사상 쉽게 진단이 가능하다.

혈액검사상 갑상선 호르몬 분비에 이상이 없으면서 땀 과다 증상과 전신시림 증상이 나타난다면 산후풍일 가능성이 높다.

예전에 치료했던 산후풍 환자 중에 기억에 남는 환자가 있다.

학교 선생님으로 근무 중 출산을 하였으나 산후조리가 부적절하여 심한 산후풍 증상이 찾아왔다. 집에서 가까운 여러 한의원에서 치료를 적극적으로 받았으나 잘 호전되지 않아 저자의 한의원으로 내원하여 약 3개월간 치료를 통하여 호전시켰던 환자분인데 진료 초기에 산후풍 증상이 심하여 휴직을 위한 병가 진단서를 발급받기 위하여 출산한 산부인과 병원을 찾아갔다.

그 병원 원장님께서 "산후풍이란 병은 없습니다."하시면서 진단서를 써 주지 않아 결국 저자가 진단서를 발급하여 휴직을 하고 적극적인 치료를 받았던 환자다.

이 환자는 산후풍 증상이 심하여 정상적인 직장근무가 불가능할 것 같아 퇴직까지 고민했었다. 서양의학에선 산후풍이란 병을 인정하지 않고 검사결과가 정상으로 나왔다 하여 환자에게 "신경이 예민해서 그렇다", "잘 먹고 충분히 쉬시면 좋아질 것이다" 정도로 대하는 경우가 있는 것 같다.

현실적으로 양, 한방 협진이 가능해지면 이러한 경우는 없어지겠지만 그때까지는 산후풍의 감별진단이 더욱더 중요할 것으로 생각된다.

[5] 산후풍 예방하기

앞부분에서 산후풍이란 출산 후 산모의 기혈이 부족해지고 면역력과 방어력이 저하된 상태에서 찬바람(냉기, 찬 기운)이 침입하여 발생하는 여러 가지 증상(전신시림, 땀 과다, 관절통, 기타 증상)이라 정의하였다.

한의학 문헌들을 살펴보면 예로부터 산후풍을 예방하기 위한 산후조리법에 대하여 언급하였는데 「의학입문: 醫學入門」이란 책에서는 "한 달 내에 바느질과 힘든 일을 하는

것이 당시에는 크게 해로울 것 같지 않게 생각되지만 그달
이 지난 후에는 산후풍이 되어 아프니 주의해야한다.”라고
하였고, 「중국부인과학: 中國婦人科學」에서는 “몸을 차게
하는 것을 삼간다. 산후에는 신체방어기능이 비교적 허약하
므로 쉽게 외사(外邪: 외부에서 침입하는 나쁜 기운)를 받
는다.

우선 보온에 주의하고 몸을 차게 하는 것을 피한다, 다
만 너무 따뜻하게 해서 땀이 과다하게 나는 것은 마땅하지
않다. 의복은 두껍고 얇은 것을 마땅하게 한다. 찬물로 목
욕을 하면 관절에 시림과 통증이 생기니 주의해야 한다.”
등 산후에 산후풍 예방을 위한 노력들이 기록되어 있다. 그
렇다면 산후풍을 예방하기 위해선 과연 어떠한 방법들이
필요한 것일까?

산후풍과 감기는 발생기전이 비슷하다.

평상시 몸이 피로할 때, 목욕 후 물기를 말리지 않은 상
태나 몸에 땀이 난 상태에서 찬바람을 맞으면 뒷목이나 몸
이 으슬으슬한 느낌이 들면서 감기에 걸리는 것을 흔히 경
험하게 된다.

한의학에서 감기는 외사(外邪: 외부로부터 침입하는 질병
을 일으키는 기운) 특히 찬바람이 몸 안으로 침입하여 발

생하는 것으로 여겨 왔으며 초기 감기 치료법 중 대표적인 방법이 땀을 내는 것이다. 물론 한약처방도 땀구멍을 열어 찬 기운을 자연스럽게 배출시키도록 한다.

산후풍 역시 비슷하다.

출산 후 기혈이 부족하고 면역력(방어력)이 저하된 상태에서 찬바람(냉기, 찬 기운)이 침입하여 몸이 시리고 아픈 것이다.

그러나 산후풍의 경우엔 땀을 내게 되면 자칫 냉기가 몸속 더 깊은 부위로 들어가거나 몸이 더욱 시리게 되므로 절대 금물이다.

결국 사람의 기운, 즉 면역력(방어력) 저하가 감기든 산후풍이든 발병의 주요한 원인이 된다.

🌴 산후조리 시에는 땀을 흘리지 않도록 한다.

과거 진료를 했던 많은 산후풍 환자분들이 출산 후 너무 덥게 생활하거나 찜질방, 좌욕, 반신욕 등으로 땀을 흘리며 산후조리를 하다가 찬 기운(냉기, 찬바람)을 맞아 산후풍이 발병하여 내원한 경우가 많았다.

땀이 난다는 것은 땀구멍이 열리는 현상으로 앞서 언급하였듯이 땀이 난 상태에서 찬 기운(냉기, 찬바람)을 맞으면 쉽게 감기에 걸리듯 산후풍 역시 대부분 땀이 난 상태에서 찬 기운이 침입하여 발생하기에 산후조리 기간엔 가급적 땀이 나지 않을 정도로 몸을 따뜻하게 하여 생활하는 것이 좋다.

만약 이미 땀 과다 증상을 동반한 산후풍에 걸리었다면 치료가 종료될 때까지 땀이 나지 않게 생활하는 것이 중요하다.

분만 시 발생한 과도한 땀은 빨리 닦아 주어야 한다.

자연분만의 경우 오랜 시간 동안의 진통으로 일반 땀이나 식은땀으로 몸이 젖는 경우가 많다. 몸이 땀으로 젖은 상태에선 조그만 온도의 변화도 찬 기운(냉기, 찬바람)으로 받아들여져 산후풍 발병요인이 된다.

산모가 직접 땀을 닦기 어렵다면 가족들이 땀을 닦아 주고 옷도 젖지 않은 것으로 갈아입히는 것이 중요하다.

출산 전후로 기혈의 보충과 면역력(방어력) 증진이 산후풍 예방에 중요하다.

- 임신 중 적절한 식사와 가벼운 운동이 필요하다.
- 출산 전 자연분만을 돕는 한약 복용이나 기혈을 보충시키는 한약 복용이 필요하다.

특히 평소 몸이 찬 산모나 기력이 약한 산모, 노산의 경우 산후풍 예방을 위한 출산 전 한약 복용은 더욱더 중요하다.

- 출산 후에는 반드시 산후조리 한약 복용으로 몸 안의 어혈을 제거하고 기혈을 보충하여야 한다.
- 출산 후에도 적절한 산후보양식사로 기력이 저하되지 않게 하여야 한다.

출산 후 최소 3주(삼칠일)간은 찬바람, 찬물, 찬 물건 접촉을 피한다.

출산 후에는 기력이 저하되고 식은땀이 흐르며 인체 방어력이 떨어진 상태이기에 찬바람을 맞거나 찬물이나 찬 물건에 맨살이 접촉되면 쉽게 찬 기운(냉기, 찬바람)이 뼛속으로 침입할 수 있다. 그러므로 적극적으로 찬 것은 피하여야 한다.

냉기가 침입하지 못하도록 얇은 옷을 여러 겹 입고 잘 때도 수면양말을 신는 것이 필요하다.

출산 후 산후조리 기간에는 찬 음식 식사도 피한다.

찬 기운(냉기, 찬바람)은 치아나 잇몸, 기관지, 식도 쪽으로도 침입하여 시리게 만들 수 있다. 그러므로 산후조리 기간엔 너무 뜨거운 음식도 너무 찬 음식도 삼가야 한다.

 출산 후 산후조리 기간엔 무리한 움직임이나 외출 등을
삼가야 한다.

임신 중 분비되는 호르몬 작용으로 관절의 힘이나 기능
이 저하된 상태이므로 무리한 움직임은 관절에 문제를 일
으켜 통증이 나타나며, 여기에 찬 기운(냉기, 찬바람)이 침
입하면 관절경직과 통증이 극심해진다. 그러므로 무리한 몸
움직임이나 운동 외출 등을 삼가는 것이 필요하다.

 여름철엔 에어컨 바람, 겨울철엔 외부 찬바람이나 외풍
을 주의한다.

과거보다 산후풍 환자가 느는 원인 중 하나가 에어컨의
증가라고 생각한다. 여름철엔 어디를 가나 에어컨 바람이
나오며 심지어 산후조리원에서도 에어컨을 세게 틀어 놓는
곳도 있는 실정이다. 평상시에는 더울 때 에어컨 앞에서 더
위를 식혀도 감기도 걸리지 않지만 방어력이 저하된 산후
조리 기간엔 자칫 산후풍의 원인이 될 수 있다.

또한 겨울철엔 외부의 찬바람을 피하여야 하며 순간적인
찬바람 접촉이나 산후조리를 하는 집 안의 외풍도 자칫 산

후풍의 원인으로 작용할 수 있다.

산후조리 시 실내 온도와 습도도 중요하다.

방의 온도는 긴팔을 입고 춥지 않을 정도인 24~26도, 습도는 40% 전후를 유지하는 것이 적당하다. 너무 더우면 땀이 흐르고 너무 추우면 냉기가 느껴지므로 적절한 온도 조절은 매우 중요한 요소이다. 또한 습도는 가습기 대신에 빨래나 젖은 수건을 널어 조절하는 것이 좋다. 예전에 가습기를 몸 쪽으로 틀어놓고 잠은 잔 후에 산후풍에 걸린 환자도 치료한 적이 있다

출산 후 정신적인 안정이 중요하다.

출산 후 기력이 쇠약해지면 마음도 약해져 쉽게 우울하거나 화가 나거나 감정에 기복이 커지는 경우가 있다.

우울, 불안, 슬픔, 분노와 같은 정신적인 스트레스는 육체적인 피로 못지않게 산모에게 피해를 준다.

정신적인 불안정이 육체적인 불안정을 유발하여 식은땀이나 불면증 등을 유발시키면 인체저항력이 저하되어 산후풍이 발병될 수 있다. 그러므로 산모가 스트레스를 받지 않도록 가족들이 충분히 배려를 하는 것도 중요하다.

6 잘못 알려진 산후풍 바로잡기

산후풍은 일반 검사상 원인이 잘 나타나지 않으며 눈에 보이는 질병이 아니기에 직접 고생을 하는 환자 이외는 주위 가족들도 이해하기가 힘든 질환이다.

그러므로 예전부터 산후풍에 대한 잘못된 속설과 풍문은 산후풍 환자들을 더욱더 괴롭히며 두렵게 만들기도 한다.

이에 잘못 알려진 산후풍에 대한 인식을 바로잡을 필요가 있다.

1. 산후풍에 걸리면 평생 고생한다? (×)

난치성 산후풍에 걸려 정확한 치료를 받지 못한 경우 평생을 고생하기도 하지만 초기에 적극적인 한의학적 치료를 통해 완치가 가능하다.

오히려 주위의 잘못된 정보전달이 산후풍 환자의 질병 극복 의지를 저하시키므로 주의가 필요하다.

2. 둘째나 셋째 출산 후 조리를 잘하면 나을 수 있다? (×)

다음번 출산 후 산후조리를 잘하면 산후풍 증상이 개선될 수도 있다. 그러나 여러 가지 예상치 못한 상황들로 인하여 다시 찬 기운(냉기, 찬바람)이 침입하는 경우가 더 많기에 일단 산후풍을 제대로 치료한 후에 다시 임신하는 것이 좋다.

3. 산후풍은 나이가 들면 재발한다. (×)

어떠한 질병이든 100% 재발이 없는 경우는 드물다. 산후풍 역시 다음번 출산 후 부적절한 산후조리로 다시 발병할 수 있으며 출산과 관련 없이도 면역력이나 기력이 극도로 저하된 상태에선 찬 기운(냉기, 찬바람)이 침입할 수도 있다. 그러나 너무 불안해할 필요는 없어 보인다. 재발할 확률이 적기 때문이다.

4. 몸이 춥고 시리면 옷을 많이 껴입는 것이 좋다. (×)

옷을 너무 많이 껴입게 되면 땀 과다 증상이 발생할 수 있으며 시린 피부에 땀이 나면 피부온도가 급격히 저하되면서 더욱 시린 느낌이 들게 된다. 찬 기운(냉기, 찬바람)이 맨살에 접촉되지 않게 얇은 긴팔 옷을 입고 온도에 따라

벗거나 더 입는 것이 좋다.

5. 산후풍에 개소주, 흑염소, 가물치, 잉어탕, 호박중탕 같은 보양식이 좋다. (×)

체질과 산후풍 병증에 따라 약이 될 수도 독이 될 수도 있기에 반드시 한의사와 상의 후 복용해야 한다.

개소주, 흑염소는 성질이 따뜻하여 소음인 환자에게 도움이 될 수 있으나 열이 많은 태음인, 소양인에겐 부적절하며 땀 과다 증상을 유발시킬 수 있다. 가물치는 성질이 차가워 산후풍 환자에게 좋지 못하며 호박중탕도 모든 산후풍 환자나 산모에게 좋은 것은 아니다.

6. 산후풍은 신경성 정신질환이다. (×)

산후풍 증상이 일반 검사상 원인이 잘 나타나지 않기에 일부에서는 신경이 예민하여 발생하는 신경질환으로 생각하지만 그렇지는 않다.

한의학에서는 정확한 산후풍의 원인과 증상 치료법을 제시하고 있으며 수많은 산후풍 환자를 진료한 경험상으로도 산후풍은 실체 하는 질환이다.

오히려 산후풍을 제대로 이해하지 못하는 일부 의사들이나 주위 가족들에 의하여 산후풍 환자들은 정신적으로 더욱 힘들다.

물론 힘든 산후풍 증상으로 인하여 정신적으로 예민해지고 불안해지는 경우가 많으나 이는 동반되는 증상일 뿐 산후풍 그 자체는 아니다.

7. 땀을 빼는 것이 산후풍에 좋다. (×)

산후풍 환자를 가장 괴롭히는 증상 중 하나가 땀 과다 증상이다.

몸이 마른 상태에서도 시린데 땀이 나면 피부의 온도가 내려가면서 증상과 통증은 더욱 심해진다. 그러므로 찜질방이나 좌욕, 족욕, 반신욕 등 땀을 빼는 행동은 삼가는 것이 좋으며 과도한 발한은 기력을 저하시키고 산후풍 증상을 더욱 악화시킬 수 있다.

8. 관절이 아플 땐 운동으로 풀어 줘야 한다? (×)

산후풍으로 인한 관절통증은 찬 기운(냉기, 찬바람)이 관절로 침입하여 관절이 경직되고 온도가 낮아져 발생한다.

그러므로 과도한 운동은 오히려 관절통증을 악화시키며 집안일 역시 무리하면 좋지 않다.

다만 가벼운 스트레칭과 따뜻한 찜질은 통증을 완화시킬 수 있다.

9. 모유수유 중 산후풍 치료한약을 복용하면 몸에 해롭다? (×)

한의학에서는 유고무손(有故無損)이라 하여 질병이 있으면 임신 중이나 모유수유 중에도 정확한 진단과 처방으로 한약을 복용하는 것은 몸에 해롭지 않다고 하였다.

산후풍으로 인한 한약 복용은 산모의 몸 안으로 흡수되어 약효를 작용시키며 모유를 통하여 아이에게 영향을 미치지 않으며 약효가 떨어지지도 않는다.

다만 산후풍 증상이 심할 경우엔 증상을 악화시킬 수도 있기에 모유수유 중단을 권유하는 경우도 있다.

10. 오래된 산후풍은 치료가 안 된다? (×)

그렇지 않다. 산후풍 환자를 진료. 치료해 오면서 20년, 30년 된 산후풍 환자분들도 완치시킨 경험이 많다.

다만 어느 질병이든 발생한 지 얼마 안 되는 경우에는 치료예후가 좋지만 발병이 오래된 경우엔 그만큼 치료기간이 길고 치료과정이 힘들다.

그러나 산후풍은 불치의 병이 아니기에 아무리 오래된 경우라도 정확한 진단과 적극적인 치료를 통하여 극복할 수 있다.

제 9 장

산후풍 탈출하기

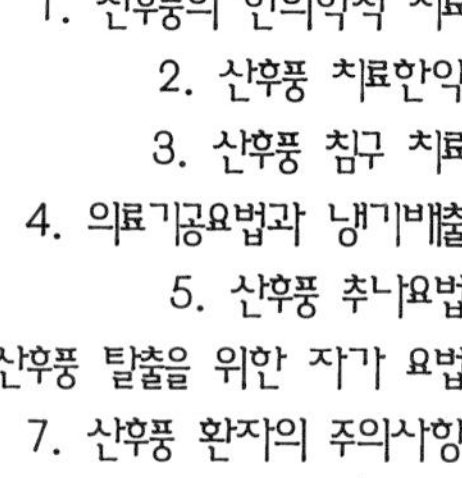

1 | 산후풍의 한의학적 치료

산후풍은 한의학적 관점에서 모든 질병의 원인과 일맥상통하는 발병원인을 가지고 있다.

한의학에서는 질병의 원인이 단순한 세균이나 바이러스의 침입으로 생각지 않고 우리 몸의 기혈이 부족한 상태 즉 원기가 부족한 상태에서 외부의 나쁜 기운(찬기운, 냉기, 질병을 일으키는 외부인자)이 침입하는 것으로 생각한다.

그렇기에 임신과 출산이라는 길고 힘든 과정을 지나온 산모들에게 여러 가지 질병의 출현은 당연시하게 받아들여진다.

산후풍의 원인을 *기혈부족 *찬기운(냉기, 찬바람) 침입 *어혈 *관절기능 약화 등으로 생각하기에 산후풍의 한의학적 치료 역시 이러한 원인을 개선하기 위하여 초점이 맞추어진다.

1. 산후풍 치료한약

* 어혈제거

산후풍의 발병 원인중 하나인 어혈(체내 비생리적인 진

액, 일종의 노폐물)을 제거할 목적으로 홍화, 단삼, 우슬, 적작약 등 어혈제거 한약을 처방한다.

* 냉기제거

몸이 차고 시리고 뼛속이 애리기까지 한 증상을 유발시키는 찬기운(냉기, 찬바람)을 제거하기 위하여 몸을 따뜻하게 뎁히는 인삼, 당삼, 황기, 육계, 건강 등 성질이 따뜻한 한약을 처방한다.

* 땀과다 개선

산후풍 환자들이 가장 고통스러워 하는 땀과다 증상에 땀구멍을 막고 땀이 덜나게 하기 위하여 계지, 황기, 소맥, 모려 등 수렴시키는 한약을 처방한다.

* 관절기능 개선

산후풍의 대표적 증상인 관절통증을 개선시키기 위하여 두충, 오가피, 녹용 등 관절기능을 강화시키고 소염진통 작용이 있는 한약을 처방한다.

* 기력증진

무기력증과 식욕저하 식은땀 등의 증상을 개선시킬 목적으로 황기, 인삼, 녹용 등 기혈을 보하고 식욕을 증진시키는 한약을 처방한다.

* 마음안정

많은 산후풍 환자들이 산후풍으로 인한 불안감과 스트레스로 식은땀, 식욕부진, 불면증, 심지어 화병 증상까지 동반되는 경우가 많기에 마음을 안정시키는 용안육, 연자육, 산조인 등의 한약을 함께 처방하기도 한다.

약은 한약이든 양약이든 잘 사용하면 인체에 유익하며 질병을 치료하는 중요한 수단이 되지만 잘못 사용하면 그 즉시 독약이 될 수도 있다.

민간에서 구전되는 단방 한약재나 한의사의 진료 없이 조제되는 한약복용은 자칫 산후풍 증상을 더욱 악화시킬 수 있기 때문에 삼가해야 한다.

2. 침치료

출산 후에는 침을 맞으면 좋지 않다는 속설이 있으나 이는 무조건적인 원칙이 아니라 산모의 상태에 따라 달라지는 기준이다. 환자의 기력이나 산후풍의 증상 관절통증의 유무,내원 거리, 시간 등 여러 가지 환경들을 고려하여 한의사의 판단에 근거한 침치료는 산후풍 증상 호전에 오히려 효과적이다.

3. 뜸치료

산후풍 증상을 치료하는 대표적인 치료법 중의 하나로 침치료가 치료의 목적이 강하다면 뜸치료는 몸을 보강하며 찬기운(냉기, 찬바람)을 소멸시키고 관절의 염증 개선 및 기능을 강화시킬 수 있는 좋은 치료법이다. 다만 화상의 위험성과 자칫 땀과다 증상을 악화시킬 수 있으므로 반드시 전문 한의사의 진단과 처방이 필요하다.

직접 피부 부위에서 시술하는 직접구와 간접적으로 더운 기운을 혈 자리로 주입시키는 간접구 방법이 있으며 산후풍 환자의 상태에 따라 선택 치료한다.

4. 추나요법(척추교정)

자연분만과정에서 발생하는 척추와 골반의 틀어짐을 바로잡아 요통, 엉치 통증, 다리의 혈액순환 장애 등을 개선시키는 산후풍 치료방법이다.

일본의 경우 출산한 산모에게서 발생하는 여러 가지 산후 질환들을 치료하는데 한약투여보다 더욱 중요시하는 치료법 중의 하나이다.

그러나 개인적 소견으로는 인대나 근육이 약화된 상태에서 교정치료만 시행하는 경우 바로 돌아간 척추나 골반이 다시 쉽게 제자리에서 이탈되어 틀어지거나 재발할 수 있으므로 관절을 잡아주는 근육과 인대를 강화시킬 수 있는 한약복용과 추나요법을 병행하는 것이 더욱 효과적이라 생각한다.

또한 무리한 척추교정 시 오히려 통증을 악화시킬 수 있기에 전문 한의사의 진료와 치료가 중요하다.

5. 의료기공요법

의료기공요법이란 기(氣)를 이용하여 수련법을 지도하거나 직접 환자의 몸안으로 침입한 사기(邪氣:외부에서 침입한 나쁜 기운)를 배출시키는 외기방사법(외기방사법), 환자의 몸을 진동시켜 운동시키는 자율진동법 등의 치료법이다.
현재 중국에서는 허가받은 중의사들이 의료기공 치료를 시행하고 있으며 한국에서도 신의료기술로 평가받고 있는 치료법이다.
특히 산후풍 환자들에게 의료기공요법을 시술시 손과 발로 찬기운(냉기, 찬바람)이 배출되는 것을 환자가 느낄 수 있으며 산후풍 발병의 근본원인인 몸안으로 침입한 찬기운을 직접 배출시킬 수 있다는 점에서 효과적인 치료법이라 생각된다.

6. 체감진동요법

음악을 이용한 인간의 질병치료는 오래전부터 연구되어 온 분야이다.
체감진동요법은 음악치료와 자연계 공명현상을 접목한

치료법으로 특정한 음악을 들려주면서 이와 동일한 주파수의 파동을 이용하여 근육과 뼈를 자극하여 혈액순환 개선과 냉기배출을 도와주는 새로운 개념의 산후풍 치료법이다.

아직 대체의학 수준의 연구단계이나 한방음악치료와 접목되면 산후풍 뿐만 아니라 다른 여러 질환에 응용 영역이 넓혀질 것이라 생각한다.

2 | 산후풍 치료한약

산후풍은 원인과 증상이 다양하기 때문에 한의학적인 치료한약 역시 증상에 따라 여러 가지 한약재와 처방이 사용된다.

그러나 협의의 산후풍 경우 출산 후 부적절한 산후조리 시에 방어력이 저하되어 찬 기운(냉기, 찬바람)이 몸 안으로 침입하여 발생하는 것으로 정의할 때 크게 세 가지의 대표적인 증상(전신시림, 관절통증, 땀 과다)으로 구분할 수 있으며 이에 알맞은 처방이 투여된다.

1. 전신시림, 오한, 차가움, 뼛속이 아리다.

가장 일반적인 산후풍 증상이 바로 '전신시림'이다.

감기의 경우도 한의학에서는 몸 안으로 찬 기운이 침입하여 발생한다고 본다.

그러나 감기 환자분들이 '몸이 춥다, 으슬으슬하다, 오한이 든다' 정도로 표현하고 산후풍 환자분들처럼 '몸이 시리다'라고 표현하지는 않는다.

두 질환의 차이는 냉기, 즉 찬바람이 몸의 어디까지 침입하였느냐는 점이다.

– 피부 층 밑으로 침입한 냉기 – 감기 – 몸이 춥다

– 몸속 깊은 뼛속까지 침입한 냉기 – 산후풍 – 몸이 시리다

'시리다'라는 표현은 차갑고 추우면서도 견디기 힘든 고통을 동반한다는 의미이다.

냉기가 몸속 깊은 곳까지 침입하여 소위 '뼛속까지 시리다'라는 표현을 하는 것이 바로 산후풍이다.

일반적으로 몸이 시린 산후풍 증상에는 대부분 몸 안을 따뜻하게 만드는 한약을 투여하며 체질적인 상황을 고려한다.

* '가미 관계부자이중탕', '가미 삼령백출산': 소음인에게 처방

* '가미 한다열소탕', '녹용대보탕': 태음인에게 처방

* '가미 십이미지황탕': 소양인에게 처방

* 옻나무: 독성이 있으나 뼛속의 냉기를 제거한다.

* 유황: 광물성 약재이나 아랫배를 따뜻하게 하여 몸 안
  의 시림을 개선한다.

* 인삼: 몸을 따뜻하게 하며 기력을 보충한다.

* 녹용: 기혈을 보강하며 면역력과 방어력을 증진시킨다.

* 황기: 원기를 보충하며 방어력을 증진시킨다.

* 육계: 아랫배를 데워 주며 냉기를 제거한다.

2. 관절통증

산후풍으로 인하여 야기되는 관절통증은 몇 가지 증상이 특징적으로 나타난다.

찬바람을 맞으면 통증이 심해지며, 관절염(류머티즘) 혈액검사 시 정상으로 나타나며, x－ray 검사나 기타 양의학적 검사 시 이상이 나타나지 않으나 환자는 극심한 고통과 운동장애를 호소한다.

이러한 증상 치료를 위하여 다음과 같은 한약재가 사용된다.

* 두충: 관절기능 강화

* 오가피: 요추, 무릎 관절기능 강화

* 해동피: 경추, 어깨 관절기능 강화

* 우슬: 무릎 발목 관절기능 강화

* 백작약: 간신(肝腎)을 보하여 인대 근육의 기능 개선

* 모과: 인대, 근육 기능 개선

* 자연동: 광물성 약재로 뼈의 기능개선과 진통작용

3. 땀 과다

산후풍 환자에게 가장 고통을 가져다주는 증상이 바로 땀 과다 증상이다.

중국 산후풍 문헌을 살펴보면 "산후풍 환자에게 잘못 발한(땀을 내게 함)을 시키면 사망에 이를 수도 있다."라고 기록되어 있는데 이는 그만큼 산후풍 환자가 땀이 나는 증상이 고통스럽고 위험하다는 의미이다.

땀구멍을 막고 땀이 나게 하지 않게 만드는 한약재를 살펴보면

* 오미자: 폐기(肺氣)를 강화시켜 땀을 멈추게 한다.

* 계지: 위기(衛氣)를 강화시켜 땀구멍을 막는다.

* 모려: 굴 껍데기 가루로 땀구멍을 막는 강한 작용이 있다.

* 부소맥: 밀 중에 물에 뜨는 것을 사용하며 허열을 내려 땀을 멈추게 해 준다.

* 계지: 땀을 조절하는 작용을 한다.

이 외에도 한의학 문헌을 살펴보면

* 혈허(血虛, 혈액부족)에는 '사물탕', '팔물탕', '십전대
  보탕'

* 혈체(血滯, 어혈)에는 '사물탕'에 어혈제 가미, '여신탕'
  (如神湯)

* 혈풍(血風, 바람, 찬 기운)에는 '오적산'

등을 사용한다 하여 여러 가지 원인에 따른 치료처방을 제시하고 있다.

이 외에도 산후풍으로 인하여 동반 발생되는 무기력증, 불면증, 우울증, 화병 등 다양한 증상 역시 치료를 위한 여러 가지 한약처방이 구성되어 있다.

저자의 경험상 산후풍은 여러 가지 원인에 의하여 여러 가지 증상이 발현되는 질병으로 환자의 나이, 체질, 병증에 따라 처방과 구성약물이 달라져야 하며 반드시 전문 한의사에게 진료 후 처방받아 복용하여야 한다.

어느 한 가지 약재라도 잘못 사용하게 되면 자칫 산후풍 증상이 악화될 수 있으므로 단방약재의 민간요법이라도 가능하면 한의사의 지도에 따라 복용하는 것이 좋다.

[3] 산후풍 침구 치료

출산한 산모나 산후풍 환자들에게 자주 듣는 질문 중의 하나가 "침 치료를 받아도 되는 가?"이다.

출산 후 100일 전에는 침구 치료를 받으면 안 된다는 이야기도 있다고 한다. 그러나 한의학에서는 유고무손(有故無損)이라 하여 타당한 이유가 있을 시에 침구 치료나 한약 투여는 손해날 게 없다고 주장한다.

임신 중에 한약 복용이나 출산 후 100일 전의 침구 치료 역시 그러하다.

다만 몸에 기력이 심하게 저하된 경우 너무 많은 침 치료를 너무 자주 받게 된다면 기력소모가 더욱 심해질 수도 있기에 전문 한의사의 진료와 판단 그리고 적절한 침구 치료가 필요하다.

산후풍의 경우 세 가지 대표적인 증상과 이에 동반되는 여러 가지 증상들이 나타날 수 있으며 침구 치료 역시 증상에 맞는 혈자리 선택과 치료방법 시행이 중요하다.

* 전신시림 - 기해(氣海), 관원(關元), 족삼리(足三里) 등 양기를 보강시키는 혈자리에 침 치료나 뜸 치료가 효과적이

다. 냉기를 배출하고 소멸시키기 위하여 뜸 치료가 더욱 효과적인 경우가 많다. 다만 섣부른 자가 뜸 치료는 화상이나 부작용을 유발할 수 있으므로 반드시 전문 한의사의 진료와 치료가 중요하다.

  * 전신 관절통 - 특정 부위 관절통에 해당 경락의 혈자리를 선택하여 취혈하거나 원위취혈 또는 사암침법의 시술이 통증완화에 효과적이며 관절기능 개선과 얼어 있는 관절의 운동범위 개선을 위한 뜸 치료로 효과적이다.

  * 땀 과다 - 상체의 열이나 화기를 제거하는 침 치료나 심장과 간장의 열을 내리는 침 치료 그리고 스트레스나 화를 다스리는 침 치료가 효과적이다.

  * 불면증, 우울증, 무기력증 기타 증상 - 각각의 증상에 맞는 해당 경락과 침자리를 취혈하여 시술하면 증상호전에 효과적이다.

  한의학 문헌을 살펴보면 산후풍에 대한 적극적인 침 치료 방법에 대해 소개한 문헌들은 많지 않으나 저자의 진료 경험상 적절한 침구 치료를 병행하는 것은 산후풍 치료에 매우 효과적이다.

  기혈순환 개선, 통증완화, 관절기능 강화, 양기를 보함, 땀을 줄여 줌, 마음을 안정시킴, 스트레스를 해소시킴 등등 산후풍 환자의 침구 치료는 개개인의 증상과 원인에 알맞게 체질을 고려하여 전문 한의사의 진료와 판단에 근거하여 적극적으로 치료받는다면 좋은 효과를 기대할 수 있다.

다만 치료 자체가 정신적·육체적으로 스트레스를 유발시킬 수 있으며, 치료환경 역시 산후풍 환자에게 적절한지 고려할 필요가 있다.

- 한여름에 에어컨이 세게 나오는 침구 치료실
- 한겨울에 외풍이 심한 진료환경
- 잦은 내원이 힘든 체력이 약한 산후풍 환자
- 침구 치료에 과민한 반응을 보이는 환자
- 뜸 치료에 의한 과도한 화상

등 몇 가지 문제는 산후풍을 치료하는 한의사들도 적극적으로 고려해 볼 문제이며, 산후풍 환자 역시 증상이 있는데도 잘못된 상식으로 치료시기를 늦추어서는 안 된다.

4 | 의료기공요법과 냉기배출

산후풍의 가장 중요한 원인을 방어력이 저하된 산모의 몸 안으로 외부의 찬 기운(찬바람, 냉기)이 침입하여 발생하는 질환으로 정의한다면 이에 맞는 치료법이 필요하다고 생각한다.

저자가 난치성 산후풍 환자에게 이 의료기공요법(일명 기 치료, 기공 치료)을 일반 한의학적인 치료와 병행하는 가장 큰 이유는 일반적인 치료법, 즉 침구 치료나 한약치료로는 잘 호전되지 않는 산후풍 환자들이 많다는 것이다.

그동안의 경험으로 미루어 생각해 보면 몸 안에 침입한 찬 기운(찬바람, 냉기)이 많은 경우 또는 아주 깊은 곳(소위 말하는 뼛속)까지 침입한 경우는 몸을 따뜻하게 데우고 냉기를 소멸시키는 한약 복용이나 일반 침구 치료만으론 잘 개선되지 않는 것 같다.

의료기공요법이란 기수련, 기를 이용한 방법 중 질환의 치료를 위하여 시행되는 의료행위를 의미한다.

그중에서도 산후풍 환자 치료에 효과적인 '외기방사법(外氣放射法)'과 '자율기공법(自律氣功法)'을 소개한다.

외기방사법(外氣放射法)

말 그대로 외부(자연계)에 존재하는 기운(에너지)을 의사의 몸 안으로 끌어들여 환자에게 전달하여 환자의 몸 안에 있는 탁기(濁氣, 나쁜 기운)나 냉기(冷氣, 찬 기운)를 배출시키는 치료방법이다.

산후풍을 유발시키는 가장 중요한 원인이 외부에서 침입한 찬 기운(냉기, 찬바람)이라면 이를 직접 몸 밖으로 배출시키는 치료법이야말로 가장 근본적인 산후풍 치료방법이라 말할 수 있다.

예전부터 우리는 감기에 걸렸을 때 따뜻한 음식을 섭취하고 따뜻한 방에서 땀을 흘리며 잠을 자거나 휴식을 취하는 것을 초기 감기 치료방법이라 생각해 왔다.

이는 피부 밑으로 침입한 찬 기운(냉기, 찬바람)을 따뜻한 기운에 의하여 땀구멍을 통하여 몸 밖으로 배출시키기 위함이며 한의학에서도 초기 감기의 경우 발한(發汗)법이 대표적인 치료방법이다.

물론 산후풍의 경우 외부의 찬 기운(냉기, 찬바람)이 몸 안 깊은 곳까지 침입하여 발생된 질환이기에 땀을 내는 방법으론 몸 밖으로 배출되지 않지만 수련한 전문 한의사의 외기방사법(外氣放射法)에 의하여서는 환자의 사지말단을 통하여 배출될 수 있다.

또한 몸 안의 찬 기운(냉기, 찬바람)이 치료 중에 몸 밖으로 배출될 시에는

- 손발이 점점 차가워진다.

- 손발로 찬바람이 빠져나간다.

- 몸이 점점 추워진다.

- 밀폐된 치료실에서 찬바람이 느껴진다.

등 여러 가지 기감(氣感)을 환자가 직접 느낄 수 있다.

이러한 외기방사법(外氣放射法)은 체질적으로 몸이 냉한 환자, 수족냉증 환자, 생리통이나 자궁질환 환자에게도 응용이 가능하나 산후풍 환자 치료에는 매우 효과적인 치료법이라 생각한다.

물론 수련하는 한의사에게는 매우 많은 시간과 노력이 필요하며, 시술받는 환자도 많은 시간과 적극적인 병원 내원이 필요하고 시술 시 환자와 의사 간의 믿음과 신뢰의 관계가 요구되는 등 결코 쉬운 치료방법은 아니나 난치성 산후풍 질환 치료엔 적극적으로 응용해 볼 수 있는 치료법이다.

자율기공법(自律氣功法)

여러 가지 의료기공법(醫療氣功法) 중 하나인 자율기공법(自律氣功法)은 의사의 기운을 환자에게 주입시켜 환자의 몸과 신체가 자율적으로 진동을 일으키거나 움직이게 하여 경직된 관절을 이완시키고 몸 안의 찬 기운(冷氣, 찬바람), 탁기(濁氣, 나쁜 기운)를 배출시키게 하는 치료방법이다.

산후풍 환자의 대표적인 증상 중 하나인 전신관절통은 찬 기운(냉기, 찬바람)이 침입하여 관절의 온도를 저하시키고 얼어붙게 만들어 관절이 경직되고 관절운동범위가 제한

되며 일상적인 행동 시에 극심한 통증을 일으키는 증상이다.

이런 관절통증 치료에 자율기공법(自律氣功法)은

- 관절에 무리를 주지 않는다.
- 경직된 관절이 쉽게 이완된다.
- 관절기능이 강화되고 운동범위가 증가한다.
- 몸 안의 찬 기운(냉기, 찬바람)이 몸 밖으로 배출된다.

등의 효과를 기대할 수 있다.

기의 존재와 의료기공요법의 치료효과에 대해서 많은 이견들이 있다는 것은 부인할 수 없는 사실이다.

그러나 이미 오래전부터 중국에서는 기(氣)의 존재를 과학적인 실험들을 통하여 입증하였으며 수많은 논문들을 통하여 중국 과학, 보건 당국은 정부 차원에서 인정한 상태이다.

또한 미국에서는 대체의학 관점에서 기(에너지)의 실체 연구와 기를 이용한 인간의 질병치료에 정부 차원에서 많은 투자를 하고 있으며 실제 병원의 의사나 간호사들은 접촉치료, 레이키 치료라 하여 난치성 질환치료에 응용하고 있다.

한국의 한의계에서도 이미 오래전부터 '한방의료기공학회'와 '한방기치료 연구회'를 주축으로 기를 이용한 환자의 질병치료를 연구하고 임상에 응용하고 있으며 저자 본인도 대전대학교 한의과대학에서 한의대 학생들에게 기(氣), 의료기공법(醫療氣功法)을 강의하고 있다.

다만 눈에 보이지 않는 기운을 이용한 치료법이기에 무면허 의료인들에게 사사로운 이익을 위한 수단으로 전락하거나 신비주의적 접근과 종교적 이용에 의하여 많은 부작용들도 발생하고 있는 실정이다.

이에 중국에서는 정부에서 인정받은 중의사에게만 의료기공법을 이용한 환자치료를 허가하고 있으며 일반인들의 무면허 시술을 적극 단속하고 있다.

한국 역시 환자를 치료하는 의료기공법은 전문 한의사만이 시술을 가능하게 법제화하는 것이 필요하며 일반인들은 개개인의 건강증진 목적으로 기를 수련하는 것이 바람직하다고 생각한다.

5 | 산후풍 추나요법

추나요법이란 틀어진 척추와 골반 관절을 의사의 손을 이용하여 바로잡아 주는 정골(整骨)요법이다.

10개월 동안의 임신과 체중증가로 인하여 척추와 골반의 변형이 나타나며 자연분만 시 벌어진 골반이 제자리로 돌아오지 않으면 요통과 요각통 디스크 증상이 발생하기도 하며 사지관절의 통증도 유발시킨다.

산후풍이란 질병이 좁은 의미에서는 몸 안으로 침입한 찬 기운(냉기, 찬바람)에 의한 전신시림, 관절통, 땀 과다와 이에 동반되는 여러 가지 증상을 의미하지만 넓은 의미에서 정의해 보면 출산 후 발생하는 다양한 증상들을 총괄하는 증상이기에 출산 후 발생하는 척추와 골반 그리고 관절의 통증도 산후풍에 속한다고 볼 수 있다.

일본은 출산한 산모에게 발생하는 여러 가지 통증과 증상들을 치료하기 위하여 정골(整骨)요법을 많이 시행하고 있으며 다른 외국의 여러 나라들에서도 카이로프락틱이란 용어로 산모의 척추, 골반을 교정하고 있다.

좌우로 돌아간 척추를 바로잡아 주고, 앞뒤로 변이된 골반을 교정해 주며 다리길이의 차이나 어깨의 높이 차이 등을 바로잡아 출산 후 발생하는 관절의 통증을 치료하는 방법이다.

다만 관절운동은 뼈 자체의 움직임이라기보다 뼈를 잡아 주고 움직여 주는 인대와 근육의 움직임으로 보아야 하기에 틀어진 척추, 골반 관절만 바로잡아 주는 추나요법 단독 시술보다는 침구 치료나 치료한약 복용이 병행될 때 그 효과가 극대화될 수 있다.

또한 틀어진 척추와 골반은 시일이 지날수록 교정이 쉽

지 않고 몸에 고착되는 경향을 보이므로 출산 후 증상이 나타난다면 빠른 시일 안에 전문 한의사의 진료와 치료가 요구된다.

무리한 집안일이나 고정된 자세의 모유수유는 삼가는 것이 좋으며 바닥 생활보다는 침대와 의자 생활이 척추와 관절에 무리를 덜 주게 된다.

또한 차가운 자극이나 추운 곳에서의 생활과 수면은 관절을 굳게 만들어 통증과 더불어 틀어짐을 유발시킬 수 있으므로 주의해야 한다.

특히 허리가 약한 산후풍 환자의 경우 단단한 침대가 좋으며 너무 푹신한 곳에서 장시간 누워 있는 것은 금물이며 베개는 낮고 평평한 것을 사용하고 모유수유 중이나 일상 생활 시 자주 자세를 바꾸어 주어 한 부위로만 체중이 지속적으로 실리는 것을 예방하는 것이 좋다.

6 산후풍 탈출을 위한 자가 요법

산후풍만큼 출산한 산모를 괴롭히는 질병은 없을 것이다.

또한 출산한 지 수년, 수십 년이 지나도 산후풍으로 인하여 여전히 고생하는 환자들 역시 매우 많은 실정이다.

과연 몸과 마음을 황폐화시키는 산후풍 질환에 필요한 자가 요법은 어떠한 것들이 있을까?

한방 차 마시기

한약재로도 사용하며 평소에 차처럼 마실 수 있는 몇 가지 부작용이 없는 차 재료를 소개한다.

* 오미자 차: 땀구멍의 수렴작용과 수분보충에 효과적이므로 땀 과다를 동반한 산후풍 환자에게 효과적이다.
* 두충차: 간신(肝腎)을 보하며 관절기능을 강화시키는 대표적인 한방 차이다. 산후풍으로 인한 관절통증과 관절기능 저하에 효과적이다.
* 인삼차: 기력을 보강하고 몸을 따뜻하게 만들어 준다. 다만 땀 과다 환자와 모유수유 중인 산모에겐 땀을 더 유발시키거나 모유수유량을 줄일 수 있으므로 삼가야 한다.
* 생강차: 아랫배를 따뜻하게 만들며 양기를 보강한다.

뜸뜨기

원칙적으로 뜸 치료는 전문 한의사의 진료와 상담이 필

요하다. 다만 피부에 화상을 일으킬 수 있는 직접구가 아닌 간접구의 경우 집에서 산후풍 환자들이 자가 요법으로 활용이 가능하다.

이 경우 배꼽, 단전(丹田, 氣海, 배꼽 아래), 관원(關元: 배꼽 아래)혈 등에 간접구를 뜨게 되면 양기를 보강하여 몸이 따뜻해지며 관절통증 부위에 간접구를 사용하면 관절온도가 상승하여 통증이 경감될 수 있다.

스트레칭

가벼운 스트레칭은 정신적인 건강증진과 더불어 굳어 버린 관절을 이완시키고 관절의 통증을 경감시킬 수 있다. 그러나 무리한 운동은 몸을 피로하게 만들 수 있으며 관절에 악영향을 줄 수 있기에 환자 개개인의 체력과 몸 상태에 따른 강약 조절이 필요하다.

기공수련

일반적인 단전호흡은 단전에 기운을 축적하여 아랫배를 따뜻하게 만들며 찬 기운(냉기, 찬바람)을 배출시키는 효과가 있다. 앉거나 편안하게 누운 상태에서 들이마시는 숨이 배꼽 아래 단전 부위까지 내려간다고 생각하거나 들이마시는 숨이 아랫배를 부풀게 만들거나 배꼽으로 숨이 들어온다고 생각하면서 들이마시고 자연스럽게 숨을 내쉬는 동작을 반복하면 된다.

다만 너무 숨을 참거나 의식적으로 배를 내미는 동작은 피해야 한다.

또한 특정 동작을 취하면서 단전호흡을 이어 가는 동공, 행공(動功, 行功)의 경우 몸의 움직임과 호흡의 수련이 동시에 가능하기에 산후풍 환자에게 무리되지 않는 정도의 수련은 효과적이다.

자가 기 치유

기(氣)는 의념(意念, 본인의 생각)에 의하여 움직여지고 보내지고 쌓일 수 있다.

물론 전문적으로 수련한 경우에 더욱 효과적이겠지만 그렇지 않은 산후풍 환자들도 가만히 누운 상태에서 "머리(百會穴)로 자연의 기운이 들어오고 그 기운에 의하여 내 몸 안의 찬 기운(냉기, 찬바람)이 손발로 밀려 나간다."라는 생각을 집중하여 반복하게 되면 미세하게 손끝, 발끝으로 찬 기운이 빠져나가는 느낌을 느낄 수 있다.

매일매일 하루에 30분 정도 편안한 호흡과 긴장을 푼 몸 상태에서 의념을 이용하여 어느 정도의 자가 치유가 가능하다.

서양에서는 마인드컨트롤이라 하여 마음을 조절하여 여러 가지 신체 변화를 유발시키기도 하고 종교에서는 기도와 긍정적인 마음 그리고 신념이 질병 탈출에 도움이 된다고 한다.

자가 기 치유 역시 나을 수 있다는 신념과 지속적인 노력에 의하여 산후풍 증상 개선에 도움을 줄 수 있을 것이다.

[7] 산후풍 환자의 주의사항

출산 후 찾아온 급작스런 산후풍 증상에 많은 산모들은 적지 않게 놀라고 고통 받는다. 그러나 산후풍은 불치의 병이 아니라 적극적인 치료와 노력에 의하여 반드시 나을 수 있는 질환이다.

다음은 일반적으로 산후풍 환자들이 일상생활에서 주의할 사항들이다.

관절이 아픈 산후풍 환자

* 재래식 화장실에 앉을 때처럼 쪼그려 앉지 않는다.

: 골반과 척추에 부담을 줄 수 있다

* 오래 서 있거나 앉아 있는 등 같은 자세를 오랫동안 취하는 것은 좋지 않다.

: 같은 자세를 오래 취하게 되면 관절이 경직되어 움직일 때 통증이 나타나므로 자주 자세를 바꾸어 주는 것이 좋다.

* 젖을 먹일 때는 왼쪽, 오른쪽 번갈아 가면서 먹인다.

: 모유수유 시 어깨나 팔꿈치, 손목관절에 무리를 줄 수 있기에 한 자세로 부담을 주는 것을 피해야 한다.

* 찬바람과 찬 기운, 찬 물건에 접촉을 피한다.

: 통증 부위가 차가워지면 더욱 통증이 심해지므로 찬 것은 전부 피하도록 한다.

* 가벼운 운동으로 관절의 기운이 잘 소통될 수 있도록 한다.

: 가벼운 스트레칭과 움직임은 기혈 소통에 도움을 준다.

시린 증상이 있고 땀이 많이 나는 산후풍 환자

* 체력 소모를 예방하기 위해 모유수유는 중단하는 것이 좋다.

: 증상이 심한 산후풍 환자가 한방병원에 입원하면 일단 모유수유를 중단시키는 경우가 많다. 모유수유 자체가

체력소모가 많으며 아이가 열체질이기에 가슴이나 등에 땀을 유발시킬 수 있기 때문이다.

* 방 온도는 바닥에 찬 기운이 없는 정도로만 유지하고 찬바람이 들어오지 않도록 한다.

: 방 온도가 너무 높은 경우에 땀이 나는 증상이 심해질 수 있으며 땀이 나면 피부의 온도가 순간적으로 3∼5도 떨어져 시린 증상이 더욱 심해진다. 그러므로 땀이 나지 않는 정도의 온도가 적당하다.

* 옷은 얇은 옷을 여러 벌 겹쳐 입어서 땀이 나지 않도록 체온을 조절한다.

: 땀이 나면 속옷을 갈아입고 겉옷을 잠시 벗는 것이 좋다. 산후풍 환자는 온도변화에 대단히 예민하기 때문에 땀이 나지 않게 옷도 조절해야 한다.

* 찬물, 찬 물건 접촉을 멀리 한다.

: 찬 기운이 맨살에 접촉되는 것은 좋지 않다.

* 냉장고에서 바로 꺼낸 음식이나 물을 먹지 않는다.

: 냉장고의 찬 물건을 만지거나 찬 음식을 섭취하는 것도 금물이다.

* 뒷머리 쪽의 경혈을 통해 찬 기운이 들어오므로 머리를 감은 후에는 뒷머리를 잘 말려야 한다.

: 땀이 난 상태나 목욕 후 물기를 잘 말리지 않은 상태에서는 찬 기운이 쉽게 몸 안으로 침입하므로 물기를

잘 말려야 한다.

* 과도한 목욕이나 좌욕, 족욕도 삼가는 것이 좋다.
  뜨거운 물에서 오랜 시간 동안의 목욕이나 좌욕, 족욕
  도 체력손실을 유발시키고 땀이 나게 만들 수 있으므
  로 삼가는 것이 좋다.
* 체력에 맞는 적당한 운동을 한다.
: 가벼운 스트레칭과 운동은 기혈순환을 개선시킨다. 다
  만 무리한 운동은 체력을 소모시킬 수 있으며 땀 증상
  을 유발시킬 수 있으므로 금물이다.

잇몸이 좋지 않아 치아가 시린 산후풍 환자

* 찬 음식은 안 먹는 것이 좋다.
* 찬바람을 치아가 맞으면 치아도 시리다.
* 질긴 음식은 잇몸과 치아를 상하게 한다.

기력이 저하된 산후풍 환자

* 음식이 보약이다.
: 기운을 보충시키는 가장 중요한 방법이 적절한 식사이
  다. 고단백(두부, 달걀, 생선, 육류) 식사와 더불어 야
  채, 과일 등을 섭취하는 것이 좋으며 너무 찬 음식과
  너무 뜨겁거나 자극적인 음식은 피하는 것이 좋다.

* 일반적인 보양음식도 도움이 된다.

 : 삼계탕, 보신탕, 추어탕, 장어 등 일반적으로 알려진 보신음식도 체질과 증상에 맞게 복용하면 도움이 된다.

* 가족들의 도움이 중요하다.

 : 기력이 저하된 산후풍 환자의 경우 본인 몸 하나 움직이기도 힘들다. 육아나 집안일들을 가족들이 잘 도와주어야 한다.

8 | 산후풍 자가 진단표

산후풍이란 질환의 객관적인 정도 구분과 치료기간 산정을 위하여 저자가 진료하는 청담인 한의원에서 사용하는 산후풍 자가 진단표를 소개한다.

아래의 증상이 있거나 경험한 적이 있으시면 O 표시 바란다.

1. 출산 후부터 증상이 나타났다. (   )

 : 출산 후 100일 정도까지의 증상 시작은 대부분 산후풍

으로 간주할 수 있다.

2. 언제 어떤 상황에서 찬바람이 몸으로 침입하였는지 기억
   한다. (   )

: 대부분의 산후풍 환자는 찬 기운(냉기, 찬바람)이 언제
  몸의 어느 부위로 침입하였는지를 기억한다.

3. 관절이나 몸이 차고 시리다. (   )

: 차다, 춥다보다 더욱 심한 증상에 '시리다'라는 표현을
  사용한다.

4. 차고 시린 증상보다 더 심한 애린 증상까지 나타난다.
   (시리다＋아프다를 의미함) (   )

: 시리면서도 뼛속까지 통증이 느껴지는 경우 '아리다'라
  는 표현을 사용한다.

5. 산후풍 증상이 발생된 기간이 6개월이 넘었다. (   )

: 산후풍 증상이 나타난 지 6개월이 넘어간 경우 치료가
  더욱 어렵다.

6. 산후풍 증상으로 인하여 바깥출입이 자유롭지 못하다. (   )

: 증상이 심한 경우 일상생활이나 외부 출입이 자유스럽지 못하다.

7. 에어컨이 나오는 대중교통(지하철, 버스, 기차 등)을 이용하기 어렵다. (   )

: 대중교통 이용이나 에어컨이 나오는 장소에 가기 어려울 정도면 산후풍 증상이 심한 것으로 간주한다.

8. 땀이 나면 찬 기운이 더욱 심하여진다. (   )

: 땀 과다 증상이 동반되는 산후풍은 대부분 난치성이다.

9. 현재까지 여러 가지 치료로도 증상이 별로 좋아지지 못했다. (   )

: 일반적인 한의학적 치료, 즉 침, 뜸, 한약 복용 등의 방법으로 증상이 별 호전되지 않았다면 치료가 쉽지 않은 난치성 산후풍으로 판단한다.

10. 산후풍 증상으로 인하여 마음이 우울하고 몸이
    처진다. (   )

: 몸에 발생한 산후풍 증상이 오래도록 호전되지 않는
  경우 마음에 영향을 미칠 수 있으며 마음이 불안하고
  우울하게 되면 치료는 더욱 어려워진다.

11. 산후풍 증상이 호전되지 않고, 몸이 너무 힘들어 죽고
    싶은 마음이 든 적도 있다. (   )

: 산후풍 증상이 심하고 오랫동안 고생한 환자의 경우
  극단적인 생각이 드는 경우도 있다.

12. 집 안의 일상적인 일을 거의 할 수 없는 상태이다. (   )

: 일상적인 생활이 어려운 경우 산후풍이 심하다는 증거
  이다.

13. 냉장고만 열어도 찬 기운(냉기)이 몸으로 들어와 차고
    시리다. (   )

: 증상이 심한 산후풍 환자의 경우 조그마한 찬 기운이
  나 온도 차이도 상당히 예민해진다.

14. 방바닥을 맨발로 지나다닐 수 없다. (   )

: 맨발로 바닥을 디뎠을 때 발바닥이 시리거나 애린 증
  상이 나타나는 경우

15. 찬물로 손을 씻거나 샤워를 할 수 없다. (   )

: 한여름에도 찬물을 접촉하기 힘들다면 증상이 심한 편
  으로 본다.

16. 시린 증상이나 통증으로 잠을 설친 적이 있다. (   )

: 통증이나 시림, 땀 과다 증상으로 잠을 설치는 경우 증
  상이 심한 상태이다.

17. 처음보다 산후풍 증상이 더욱 심해진 것 같다. (   )

: 여러 가지 치료를 받아 왔으나 오히려 증상이 점점 더
  심해지는 것 같다면 치료가 어려운 난치성이다.

진단: 5점 이하 경미 / 5점~10점 중등도 / 10점 이상:
고도 산후풍

제 10 장

산후풍 증례보고 치료사례

1 산후풍 치료사례를 소개하며

그동안 1,000여 명이 넘는 난치성 산후풍 환자를 진료 및 치료해 오면서 교과서에선 접해 보지 못하였던 다양한 산후풍 발병원인과 환경 그리고 변화무쌍한 증상의 변화, 이를 극복하려는 여러 가지 치료시도 등으로 이제 어느 정도 산후풍의 개념과 치료에 대한 자신감을 갖게 되어 이를 많은 동료 한의사 선생님들과 출산을 준비하는 예비산모, 그리고 출산한 산모와 현재 산후풍을 앓고 있는 환자들에게 많은 정보를 제공하고자 치료사례를 소개한다.

돌이켜 보면 심신이 지칠 대로 지쳐 있고 여러 가지 치료로도 호전이 되지 않았던 상태의 산후풍 환자에 대한 진료와 치료는 그 어느 질병을 치료하는 것보다 힘들고 험한 여정이었던 것 같으며 스스로 이러한 과정을 마라톤에 비유하기도 하였다.

증상이 좋아지면 기뻐하는 환자와 가족들, 그러나 증상이 다시 나빠지면 힘들어하고 두려워했던 많은 환자들과 이러한 과정 속에서 희망을 제시하고 치료 과정을 설명하였던 저자.

물론 아직도 1년여 넘게 치료하는 난치성 산후풍 환자들
이 있으며 여전히 산후풍은 치료가 쉽지 않은 질병으로 생
각하지만 그동안의 진료경험과 다양한 치료케이스들을 소
개하며 산후풍은 반드시 나을 수 있는 질병이라는 것을 강
조하고 싶다.

우리가 살아가는 세상에는 치료를 해도 증상이 좋아지지
않고 오히려 나빠지며 심하면 생명을 잃게 되는 질환들도
많다.

말기 암환자들이 그렇고 소뇌위축증 같은 질병은 적극적
인 치료를 해도 호전을 기약하기 어려운 것이 현실이다.

산후풍 환자들이 가장 힘들어하는 것 중 하나가 눈에 보
이지 않는 질병이기 때문이다.

주위의 이해도 부족하고 겉으로 보기엔 몸이 멀쩡하기에
아이를 돌보지 못하고, 집안일을 하지 못하며 심지어 외출
도 어려워하는, 그러면서도 이런저런 치료를 해도 좋아지지
않아 마치 꾀병 정도로 여겨질 수 있는 산후풍.

다음에 소개하는 치료케이스들은 저자가 수년간 난치성
산후풍 환자들과 고전분투하면서 짧게는 수개월, 길게는 1
년 이상의 치료기간을 거치며 증상이 호전되고 일상생활이
가능해지며 완치가 되어 치료를 종료한 여러 케이스들 중
발병원인과 증상이 특이하거나 치료가 매우 힘들고 어려웠
음에도 결국 완치가 되어 치료를 종결한 사례들을 소개하

는 것이다.

현재 힘든 산후풍을 겪고 있는 많은 환자들에게 희망이 되었으면 하며, 그 가족들에겐 산후풍에 대한 정확한 이해를 돕고, 산후풍 환자들을 진료하는 한의사들에겐 치료의 정보를 제공하고자 함이다.

2 | 20년간 고생한 48세 산후풍 환자

(48세: 강원도에서 내원)
초진일: 2007. 5. 30.

초진 시 증상

22년 전 제왕절개 수술로 아이를 출산한 이후에 7월 여름철에 찬물로 머리를 감고 찬바람을 맞은 후 전신시림과 다한증, 관절통 등 전형적인 고도 산후풍 증상이 발생하여 20여 년간 여러 가지 치료를 통하여 다른 증상들은 많이 호전되었으나

- 손이 시리다(찬 것을 전혀 만지지 못한다, 찬물 대지 못함)

- 발이 시리다(얼음이 박힌 것 같은 느낌과 통증)
- 시린 통증으로 밤을 설치는 경우가 있음
- 주부로서 냉장고 문을 여는 데 어려움이 있으며, 에어
  컨은 물론 선풍기 바람조차 견디기 힘듦

손발의 산후풍 증상은 호전되지 않고 현재까지도 매우
고통스러움

치료대책

진료결과 손발로 침입한 냉기에 의한 오래된 고도 산후
풍으로 판단되어
- 기공 치료로 몸 안의 찬 기운(냉기)을 배출시키고
- 침구 치료
- 산후풍 치료한약 복용

방법으로 3개월 전후 치료를 권유함

치료경과

* 2회 기공 치료 후 - 손발을 통하여 냉기가 빠져나감을
  느낌
* 7회 기공 치료 후 - 손 시림 증상이 현저히 개선됨

* 15회 기공 치료 후 - 손발에 온기가 느껴짐
* 22회 기공 치료 후 - 손발의 시린 증상이 소실되어 치
   료를 종료하였음

* 약 2개월간 기공 치료 22회 치료 후 증상이 현저히 개
선되어 치료를 종료하였다.

치료 후기

상기 환자분은 22년 전 여름에 제왕절개로 아이를 출산
한 후 부적절한 산후조리로 인하여 산후풍 증상이 발병됨.
　전신시림과 땀 과다 그리고 관절통 증상으로 20여 년간
여러 가지 한방, 양방 치료를 통하여 다른 증상들은 호전되
었으나 손발에 남은 냉기로 인하여 찬 것을 만지지 못하고
찬 바닥에 서 있지 못하며 에어컨은 물론 선풍기 바람도
괴로운 상태로 강원도에서 내원하였다.
　처음에는 기공 치료의 효과에 대하여 반신반의하시며 기
공 치료 시 몸에서 빠져나가는 냉기와 찬 기운에 대하여서
도 느낌은 느껴지나 잘 믿으시려 하지 않았다.
　그러나 치료횟수가 경과할수록 얼었던 손발이 녹고 차가
운 기운이 빠져나가며 시린 증상이 호전되어 나중에는 기
공 치료의 효과에 대하여 긍정적으로 생각하며 치료를 통

한 호전에 대하여 감사의 표현도 하였다. 또한 남편은 대학에서 물리학 교수로 기의 존재와 기 치료 효과 등에 대해서 긍정적인 생각을 해 주어 치료를 더욱 효과적으로 할 수 있었다.

20년 된 냉기(찬 기운, 찬바람)는 어떠한 형태나 모습일까?

20년 동안 열지 않았던 냉동고를 여는 순간 어떤 기운이 냉동고에서 빠져나올까?

매캐하고 탁한 냄새가 동반된 차가운 냉기가 나올 것이다.

상기 환자분 역시 처음 기공 치료 시 탁하고 독소화된 냉기의 배출로 인하여 기공 치료실이 좋지 않은 냄새로 가득 했었다.

오래되고 부패되고 탁한 냉기로 인하여 손발 시림과 통증 그리고 전반적인 몸 컨디션 저하, 신경 예민, 불면증 등 등 여러 가지 산후풍 증상들.

더운 여름날 강원도에서 일주일에 1~2회 내원하시어 고생스럽게 치료를 받았으나 22회 치료를 통하여 22년 된 고질적인 산후풍이 치료되어 그간의 고생도 보람되게 생각하였던 환자분으로 기억된다.

3 ｜ 30년간 극심한 산후풍으로 고생한 환자

(51세, 경기도에서 내원)
초진일: 2007. 10. 12.

초진 시 증상

19살에 첫아이 출산 후 산후풍 증상 발병, 21살에 둘째 출산 후 산후풍 증상 심해짐.

그 후 4번의 유산과 중절수술 후 산후풍 증상이 더욱 극심하여져

- 온몸이 시리고 뭉치며 저리고 따갑다
- 등이 뭉치면 찌르듯이 아프고 통증이 심하여 눈물이 나온다
- 가슴과 다리가 남의 살처럼 멍멍하며 시리다
- 땀이 비 오듯 흐르고 땀 난 후 시리다
- 기운이 없어 앉아 있기도 힘들다

치료대책

진료결과 첫째 아이 출산 후부터 산후풍 증상이 발병하

고 둘째 아이 출산 후 산후풍 증상이 악화된 상태에서 4번
의 유산과 중절수술 그리고 부적절한 조리로 인하여 전신
이 얼어 있고 통증이 극심한 고도 산후풍으로 판단되어
　－ 의료기공 치료로 몸 안의 찬 기운(냉기)을 배출시키고
　－ 뜸 치료
　－ 산후풍 치료한약
　－ 옻나무 농축액
　－ 음악치료(체감진동 치료) 방법으로 6～12개월 전후 치
　　료를 권유함

🌱 치료경과

약 5개월간 의료기공 치료, 뜸 치료, 체감진동 치료, 벌
침 치료, 치료한약과 옻나무 농축액 복용으로 증상이 완전
히 소실되어 치료를 종료하였다.

🌱 치료 후기

상기 환자분은 19살에 첫아이를 출산하신 후부터 산후풍
증상이 발병하여, 둘째 출산 후 더욱 심하여졌고, 4번의 유
산과 중절수술 후 극심한 산후풍이 나타나 30여 년간 고생
하였던 환자분이다.
그동안 여러 군데의 한의원, 병원 등을 전전하면서 나름

대로는 열심히 치료를 받으셨으나 산후풍이란 병이 워낙 중하여 별다른 호전이 보이질 않아 일상생활이 거의 불가능할 정도이며 통증 때문에 밤마다 잠을 설치시고 눈물을 흘릴 정도의 극심한 산후풍 환자였다.

다행이 성격이 밝고 낙천적이며 자녀의 적극적인 치료 도움으로 약 5개월간의 산후풍 치료를 받은 후에 현재는 일상생활에 불편함이 없어져서 치료를 종료하였다.

오랜 치료기간과 많은 치료비용 그리고 멀리서 내원하시는 불편함을 감수하고 끝까지 치료를 받아 주었으며 그 후로도 다른 산후풍 환자분들께 희망을 주기 위하여 전화통화도 해 주고 여러 가지로 감사하며 기억에 남는 환자다.

처음 진료 시 그동안 오랜 시일을 고생하여 인생이 한스럽다고 말씀하셨을 때 "저희에게 치료받으시고 남은 30년은 건강하게 원하시는 일들을 하시면서 살아가세요. 반드시 도와드리겠습니다."라고 말씀드렸던 기억이 생생하다.

개인적으로는 *** 환자분을 낫게 해 드린 것에 대하여 한 의사로서 크나큰 자긍심을 가지었으며 또한 앞으로도 극심한 고통 속에서 생활하는 많은 산후풍 환자분들께 희망이 되기 위하여 최선의 노력을 다할 것을 마음속으로 다짐하였다.

4 대전에서 6개월간 내원 하였던 60세 산후풍 환자

약 6개월간 48회의 의료기공요법(24시간, 총 내원 24회), 치료한약 5개월분, 체감진동요법 등 산후풍 전문 치료프로그램을 시행한 결과 산후풍 증상이 호전되어 치료를 종료하였다.

에어컨이 세게 나오는 무더운 여름부터 찬바람이 부는 추운 겨울까지 KTX를 타시고 멀리 대전에서 서울까지 24번이나 올라 와 적극적인 치료를 받은 결과 산후풍 증상이 치료되어 치료를 종료하였다.

증상이 극도로 심한 고도 산후풍의 경우 치료가 종료되는 순간까지 시림과 애림 통증으로 고생을 많이 하는 경우가 있다.

상기 환자분 역시 냉기가 60~70% 빠져나간 10월부터 뼛속의 깊은 아주 지독한 냉기가 빠져나오면서 심한 무기력증으로 탈수현상과 더불어 몸이 떨리고 외출이 힘든 몸상태가 나타나 무척이나 힘들어했다.

그러나 산 정상을 오르기 바로 직전의 길이 가장 가파르듯이 치료의 마지막 과정이 가장 힘들다는 설명을 드리고 어려운 환경 속에서 치료를 지속하여 결국 초진 진료 후 6개월 만에 산후풍 치료를 종료하였다.

산후풍 치료는 마치 마라톤 달리기와 같이 오르막과 내리막이 있으며 난치성 산후풍일수록 치료 종료 시까지 증상이 극심하고 환자나 치료하는 의사를 힘들게 하는 특징이 있다.

식욕은 저하되고 체력은 떨어지고 몸과 마음은 지칠 대로 지치며 치료가 안 될 수 있다는 불안감은 환자나 환자 가족 모두를 힘들게 할 수 있다.

병이 깊고 어려울수록 치료의 과정도 그만큼 힘들기에 극심한 산후풍 환자일수록 치료에 대한 믿음과 나으려는 의지가 매우 중요하다.

5 땀 과다와 유두 시림 산후풍 환자

(31세, 서울시에서 내원)
초진일: 2008. 4. 4.

초진 시 증상

2008년 2월 6일 첫째 아이를 자연분만으로 출산 후 수

유 시 유두로 오한이 3번 느껴진 후부터 산후풍 발병
- 땀 과다(등, 엉덩이, 얼굴)
- 우측으로 시림, 저림
- 골반, 어깨, 무릎 통증
- 양측 유두가 시리다

치료대책

진료결과 첫째 아이 출산 후 모유수유 중 가슴 부위로 냉기가 침입하여 산후풍 증상이 발생한 중등도 산후풍으로 판단되어
- 의료기공 치료로 몸 안의 찬 기운(냉기)을 배출시키고
- 뜸 치료
- 산후풍 치료한약
- 음악치료(체감진동 치료)
- 자연동 복용

방법으로 2~3개월 전후 치료를 권유함.

치료경과

약 3개월간 의료기공 치료, 뜸 치료, 체감진동 치료, 치료한약 복용으로 산후풍 증상이 완치되어 치료를 종료하였다.

상기 환자분은 2008년 2월 첫째 출산 후 모유수유 중 가슴으로 냉기가 침입하여 산후풍 증상이 발병하였다.

2개월간 한방치료를 받았었으나 증상이 잘 개선되지 않아 내원하였다.

약 3개월간 30회의 의료기공요법, 치료한약 3개월분, 자연동 투여, 침 치료, 추나요법, 체감진동요법(음악치료) 등 산후풍 전문 치료프로그램을 시행한 결과 산후풍 증상이 완전히 소실되어 치료를 종료하였다.

모유수유 중에는 몸에 땀이 잘 나게 되며 땀이 난 상태에선 찬 기운(냉기, 찬바람)이 잘 침입하게 된다.

그러므로 모유수유 시에는 장소와 찬바람 등 환경을 조심할 필요가 있으며, 간혹 젖몸살이 심할 때 몸의 방어력이 저하된 상태에서 차가운 양배추를 가슴에 대고 있다가 가슴으로 찬 기운이 침입하는 경우도 있기에 주의가 필요하다.

처음 진료 시보다 날짜가 지날수록 더워져 땀이 나는 정도가 심해지고, 땀이 나면 등 부위와 엉덩이, 가슴 시림, 그리고 관절의 통증으로 환자분께서 많이 힘들어했다.

약 1개월 치료 후 땀은 나지만 전반적으로 시림 증상이 현저히 개선되어 산후풍의 뿌리가 잡히기 시작하였고 2개월 치료 후 땀 과다 증상도 호전되었으며, 치료 종료 시에는 관절통증, 땀 과다, 유두 시림 등 초진 시 증상이 모두 개선되어 치료를 종료하였다.

처음 출산과 처음 산후풍 증상을 경험하여 환자분께서 초진 시부터 무척이나 놀라고 힘들어하였는데, 본인의 의지 와 가족들의 적극적인 보살핌 그리고 산후풍 전문 치료프 로그램을 통한 치료로 비교적 빠른 기간 안에 회복된 케이 스이다.

[6] 머리와 눈으로 냉기가 침입한 산후풍 환자

(30세, 충남 천안시에서 내원)
초진일: 2007. 9. 12.

초진 시 증상

2007년 4월 12일 첫째 아이 출산 후 가슴울혈로 냉동 보관된 양배추를 가슴에 덮고 잔 후부터 산후풍 증상 발병

- 유방이 부풀어 잠을 설치고 젖을 짜느라 고생

- 젖을 짤 때 목욕탕에서 찬물을 끼얹으면서 짜기도 함

- 퇴원 후 여러 병원 치료로 찬바람을 여러 번 맞음

출산한 지 2개월이 채 못 되어서 왼쪽 새끼손가락부터 찌릿한 증상이 나타나더니 점차 온몸으로 돌아가면서 아프기 시작

- 잠잘 때 무거운 돌덩이에 눌리는 듯하여 잠을 설치기도 함
- 이와 잇몸이 아파 밥을 못 씹어 먹음
- 걷기가 힘들다
- 땀이 많이 난다

현재
- 두통이 심하여 머리를 들 수가 없다
- 잇몸이 들뜨고 염증이 있음
- 눈이 흐리고 가렵고 아프고 눈물이 난다(출산 후 시험 공부로 무리)
- 팔과 어깨, 발목이 시림
- 조금만 걸어도 다리가 아프고 다리 끝이 곪는다
- 무기력하고 가스가 많이 참

치료대책

진료결과 냉기 침입으로 인하여 머리, 눈, 다리 쪽에 산후풍 증상이 심하게 발병되었으며 땀 과다를 동반한 고도

산후풍으로 판단되어 의료기공 치료로 몸 안의 찬 기운(냉기)을 배출시키고, 뜸 치료, 치료한약 복용, 음악치료(체감진동 치료) 방법으로 3개월 전후 치료를 권유함.

치료경과

약 3개월간 의료기공 치료 24회, 치료한약 1달분씩 2회 복용· 뜸 치료, 체감진동 치료로 증상이 호전되어 치료를 종료하였다.

치료 후기

상기 환자분은 2007년 4월 12일 첫째 출산 후
- 시험 준비로 인하여 무리하게 책을 보고 공부하다가 눈으로 산후풍 발생
- 젖몸살로 고생하다가 머리와 하체로 찬바람이 들어가 산후풍이 발생하여 천안에 위치한 한의원과 **대 부속 한방병원에서 산후풍 치료를 받아 왔으나 증상이 호전되지 않아 내원함

처음 내원 시, 극심한 두통으로 머리를 들지 못할 정도로 고통을 호소하였으며, 눈으로 들어간 냉기로 눈을 뜨지 못하고 눈이 시리고 눈물이 흐르고 시야가 흐려 고통스러

위하였으며, 땀 과다와 다리, 팔 시림 무기력 등 여러 가지 산후풍 증상을 호소하였다.

3개월간의 의료기공 치료와 치료한약 복용 및 여러 가지 산후풍 치료방법으로 증상이 소실되고 일상생활에 불편함이 없어 치료를 종료한 케이스이다.

옛 문헌에 산후조리를 하는 산모가 겨울에 집 안에 있다가 밖에서 떠드는 소리에 궁금증을 참지 못하고 문창호지를 손가락으로 뚫어 밖을 쳐다본 후로 손가락과 눈에 산후풍 증상이 발병되어 고생이 심하였다는 글이 있다.

이 환자분도 산후조리 기간에 무리한 시험공부로 눈에 산후풍 증상이 발병되어 눈이 시리고 아프고 피로하고 눈물이 흘러 3개월 이상 고생을 하였던 환자분이다.

이는 산후풍 증상, 즉 바람이 몸 안으로 침입 시 부위를 가리지는 않는 것을 의미한다.

[7] 산후 관절통과 하체 시림의 조선족 동포 환자

(32세: 경기도에서 내원)
초진일: 2008. 2. 13.

초진 시 증상

2003년 4월 26일 첫째 아이 출산 후부터 앉았다 일어나면 허리가 펴지지 않는 산후풍 증상이 발병하였으며 2007년 12월 24일 둘째 아이 출산 후 산후풍 증상이 악화되어 허리 경직과 엉덩이에서 다리가 시린 통증을 호소

- 앉았다 일어날 때 허리가 펴지지 않는다. 요통
- 손가락 경직과 통증
- 엉덩이에서 다리 시림
- 특히 발목 부위가 시리고 아리고 통증

치료대책

진료결과 첫째 아이 출산 후부터 허리 쪽 산후풍 증상 발병, 둘째 아이 출산 후 냉기가 침입하여 손목과 손가락 관절이 시리고 경직되고 통증이 나타났으며 특히 발목이

얼어 버린 중등도 산후풍으로 판단되어

- 의료기공 치료로 몸 안의 찬 기운(냉기)을 배출시키고
- 뜸 치료
- 산후풍 치료한약
- 옻나무 농축액
- 체감진동 치료

방법으로 3개월 전후 치료를 권유함.

치료경과

약 2개월간 의료기공 치료, 뜸 치료, 체감진동 치료, 치료한약과 옻나무 농축액 복용으로 증상이 완전히 소실되어 치료를 종료하였다.

치료 후기

상기 환자분은 조선족 동포분으로 첫아이는 중국에서 출산하고 남편분이 한국 신학대학에서 공부 중인 관계로 둘째 아이는 한국에서 출산하였다.

원래도 허리 부위에 산후풍 증상이 있던 중 둘째 출산 후 조리를 잘못하여 손목과 다리, 발목에 냉기가 침입하여

산후풍 증상이 발병하여 내원하였다.

매번 내원시마다 남편분이 함께 내원하여 둘째 아이를 돌봐 주고 환자분께서는 1시간가량 치료를 받았다.

처음 내원 시 산후풍 증상으로 무척 놀라고 두려워하였으나 치료가 종료된 후 너무나 밝은 모습으로 두 분께서 "정말 감사합니다."라고 인사하는 모습에 치료를 담당한 의사로서의 보람과 긍지를 다시 한 번 느끼게 되었다.

치료 종료 후 다시 중국으로 돌아가 선교활동을 한다니 늘 하나님의 은총이 두 분과 가족분에게 함께하길 기도드린다.

8 산후조리 기간 중 부친상으로 인한 산후풍 발병 환자

(29세, 고양시에서 내원)
초진일: 2007. 2. 13.

초진 시 증상

2006년 11월 8일 둘째 출산 후 12월 말에 부친상을 당하여 외출 및 무리하게 초상을 치른 후부터 산후풍 증상이

나타남

- 다리 전체가 바람이 들어오는 느낌

- 관절통(손목, 무릎, 팔꿈치, 발목)

- 팔꿈치 - 손가락 저리고 아프다

- 바깥출입이 자유롭지 못하다

- 맨발로 바닥을 디딜 수 없다

- 시린 증상과 통증으로 잠을 설친다

치료대책

둘째 출산 후 친정아버님 초상을 당하여 친정으로 내려가 일주일 정도 힘든 초상집 일들을 치른 후부터 산후풍 증상이 나타나 1개월간 근처 한의원에서 한방치료를 받았으나 잘 호전되지 않아 내원하신 환자분으로

- 기공 치료로 몸 안의 찬 기운(냉기)을 배출시키고

- 산후풍 치료한약 복용

- 관절통에 침구 치료

방법으로 치료하기로 하였음.

치료경과

* 1회차 치료 시 손가락으로 빠져나가는 냉기를 느끼심

* 4회차 치료 후 가장 심했던 손목의 통증이 호전되어
  일상생활이 어느 정도 가능해짐
* 6회차 치료 후 다리에 느껴졌던 시린 증상이 소실됨
* 8회차 치료 후 전신 관절통 및 시린 증상이 없어져 치
  료를 종료하였음.

치료 후기

산후풍 환자분들이라면 한 번쯤 들어 보았을 법한 "산후
풍은 둘째 출산 후 조리를 잘 하면 낫는다."는 말이 있다.

한의학적인 이론상 충분히 가능한 말이지만 실제 임상에
서 보면 본인의 생각과 의지와는 다르게 집안의 큰일이나
아이의 질환 기타 여러 가지 이유로 둘째 출산 후에도 조
리가 여의치 않아 산후풍이 더욱 심해지거나 새롭게 걸리
는 경우가 허다하다.

위 환자분의 경우도 둘째 출산 후 부친상을 당하여 어쩔
수 없이 한겨울 찬바람에 몸을 노출하여 냉기가 관절과 하
체로 침입하여 심한 산후풍 증상이 나타났다.

8회에 걸친 기공 치료와 치료한약 1달분 복용 그리고 관
절통에 침구 치료를 통하여 증상이 호전되어 치료를 종료
한 사례이다.

임신이란 10개월 동안 뜨거운 체질의 태아를 자궁 내에

서 키우는 과정이기에 몸이 냉하거나 산후풍이 있는 환자에게는 몸이 따뜻해질 수 있는 기간이다. 그렇기에 임신 전에는 생리통이 심하고 손발이 차가웠던 환자가 임신과 출산 과정을 겪으면서 생리통이 없어지거나 손발이 따뜻해진다.

산후풍 환자 역시 다음번 임신과 출산 과정에서 적절한 산후조리를 통하여 기존의 산후풍 증상들이 많이 호전되는 경우도 있다. 그러나 위의 예와 같이 예기치 못한 상황들로 인하여 오히려 산후풍 증상이 더욱 악화되는 경우도 있기에 산후풍 증상 호전을 목적으로 하는 임신과 출산은 좋은 방법이 아님을 강조하고 싶다.

9 산후풍 치료 종료 후 정신과 치료를 받았던 환자

1주일에 2~3회씩 내원하여 의료기공 치료와 기타 치료를 받아서 약 3개월 동안 26회 기공 치료와 한약 복용으로 증상이 호전되어 치료를 종료하였음.

치료 종료 후에도 그동안 산후풍으로 인한 고통의 기억이 너무 심하고 재발의 두려움 때문에 한동안 신경정신과 치료를 받았음.

전신시림과 땀 과다 그리고 관절통 등 전형적인 산후풍 증상으로 약 5개월 동안 너무나 힘들게 생활하였던 환자분으로 약 3개월간에 걸쳐 치료를 받으시고 산후풍 증상은 호전되었으나 산후풍 재발의 두려움과 바람에 대한 무서움으로 바로 일상생활로 돌아가지 못하고 이후 6개월 정도의 신경정신과 치료를 받은 환자분이다.

'불안신경증' – 원래도 잘 놀라고 겁이 많으며 그동안 놀란 경험들이 많았던 분인데 산후풍으로 인하여 오랜 기간 외출도 못 하고 잠도 설치고 통증이 극심하여 고생을 많이 하고 놀란 기억 때문에 본인과 남편분께서 산후풍은 다 나았다고 인정한 후에도 재발의 불안감으로 외출도 어려워하며 결국 6개월간의 신경정신과 치료를 받은 환자이다.

얼마나 놀라고 고통스러웠던 기억인지 마치 외상 후 스트레스 환자처럼 증상 호전 후에도 불안감을 쉽게 떨쳐 버리지 못했던 사례이다.

다행히 가족들 특히 남편분의 많은 이해와 도움 그리고 사랑으로 환자분께서 힘을 내어 결국 불안신경증까지도 극복하고 현재는 건강하게 아이들을 잘 키우면서 일상생활을 해 나가고 있다.

산후풍 탈출은 남편이나 가족들의 도움이 절실히 필요하다.

10 | 손목, 손가락 통증으로 눈물이 멈추지 않았던 산후풍 환자

(환자 사생활 보호: 34세)
경기도에서 내원
초진일: 2007. 5. 7.

초진 시 증상

2007년 3월 6일 첫아이 출산, 출산 2주 후 아이 태열 때문에 집 안의 보일러를 꺼 놓고 잠을 잔 후로 산후풍 증상이 나타남

- 처음엔 양손 끝이 저림
- 시일이 지날수록 양 손바닥으로 증상이 퍼짐
- 손목의 통증
- 손바닥에 전기 통하는 느낌
- 글씨 쓰기도 힘들다
- 젓가락질이 어렵고 양 손목과 손가락이 일상생활도 불가능할 정도로 찌릿거리고 시리며 통증이 온다.

집근처 정형외과에서 4주간 치료, 한의원에서 한약 복용, 침구 치료를 해 왔으나 증상이 별 차도가 없으며 오히려 심해짐.

양손을 자유스럽게 사용치 못하여 우울하고 몸이 힘들다.

🐜 치료대책

손목과 손가락의 냉기를 배출하기 위한 의료기공요법,
체감진동요법, 침구요법, 치료한약

🐜 치료경과

* 2회 기공 치료 후 - 손바닥에서 나타나던 증상이 편해짐
* 4회 기공 치료 후 - 손끝이 심하게 느껴지고 다른 부위
  는 편안해짐
  - 기공 치료 시 손끝으로 냉기가 물결치듯 빠져나감을 느낌
* 8회 기공 치료 후 - 손을 사용하는 데 별다른 불편함이
  없음
* 12회 기공 치료 후 치료 종료
* 치료한약 1달분 1회 복용과 기공 치료 12회 치료 후 증
  상이 소실되어 치료를 종료하였다.

🐜 치료 후기

상기 환자분은 34살 나이에 약간은 늦게 첫아이를 출산
한 후 아이 태열 때문에 집 안의 보일러를 끄고 잠을 잔

후로 양손으로 냉기가 침입하여 약 2달간 양손이 찌릿거리고 차고 시리며 통증 때문에 잠을 설칠 정도이며 일상적인 생활이 불가능한 상태.

집 근처 정형외과와 한의원에서 적극적으로 치료를 받았으나 증상이 오히려 심해져 내원하심.

처음엔 단순한 관절의 문제로 생각하고 치료를 받다 증상이 잘 호전되지 않고 오히려 시린 통증이 심해져 평생 손을 자유롭게 사용하지 못하고 살아가게 되는 건 아닌가 하는 생각에 우울증 증상까지 나타났음.

처음 진료 시 "제 증상을 낫게 해 주시면 생명의 은인으로 생각하겠습니다."라고 표현하시면서 계속 눈물을 흘리며 상담을 받았다.

12회 기공 치료와 치료한약 4주분 복용으로 증상이 완치되어 치료를 종료하였다.

전신으로 오는 산후풍도 매우 고통스럽지만 어느 특정 부위 특히 양손으로 오는 산후풍은 손을 사용할 수 없어 매우 고통스러운 증상이다.

칫솔질을 하거나 젓가락질을 하거나 몸을 씻을 때마다 나타나는 통증, 아마도 직접 경험해 보지 못한 일반인들은 그 고통과 스트레스를 이해하기 힘들 것이다.

11 | 안방에서 거실도 못 나가던 산후풍 환자

12월 26일 크리스마스 연휴 후에 본 한의원에 내원, 내원 시 극심한 산후풍으로 몸과 마음이 지칠 대로 지친 상태.

상담 중 눈물을 흘리며 다시 정상으로 돌아갈 수 있는지를 반복해서 물어보고 시린 증상이 심하여 안방에서 거실조차 쉽게 나가지 못한다고 이야기함.

전형적인 산후풍 증상과 더불어 젖몸살 시 산후조리원에서 양배추를 가슴에 얹고 자라는 말을 따른 후 가슴으로도 냉기가 침입하여 숨 쉬기가 곤란할 정도로 가슴에 찬 기운이 가득하여 가슴도 얼어붙는 것 같다고 호소함.

8회 치료 후 증상이 많이 개선되어 휴직 중이던 사무실에 다녀오고 1달 후에 복직할 수 있겠냐고 물어볼 정도로 증상이 호전됨.

그러나 몸 안 깊은 곳의 냉기가 올라오면서 다시 증상을 심하게 느끼고 결국엔 직장을 휴직하게 됨.

22회 치료 후 치료를 종료하였으며 얼굴도 밝아지고 마음도 가벼워짐.

기공 치료 시마다 환자분에게서 심하게 배출되는 냉기와

독기로 인하여 치료 시 저자도 몸에 나쁜 영향을 받아 힘
들었던 기억이 생생함.

산후풍 환자분들은 집에서 가능한 한 땀이 많이 날 정도
로 덥게 생활을 하면 결과적으로 산후풍 증상이 더욱 심해
지거나 오래도록 고생할 수 있으니 주의 바란다!

12 안방에서 비닐 치고 생활했던 산후풍 환자

(39세)
경기도에서 내원
초진일: 2007. 7. 3.

초진 시 증상

2004년 5월 8일 둘째 출산 후 모유를 수유하면서 찬바
람을 맞음. 그 후로 산후풍 증상이 발생함

- 온몸이 시리다

- 머리끝부터 발끝까지 시리다

- 땀 과다(땀이 줄줄 흐른다)

- 약간의 바람이나 에어컨 바람이 무척이나 괴롭다
- 몸이 젖은 상태에서는 약간의 바람도 괴로워 방 안에
  서 비닐을 치고 생활한다

🦟 치료대책

진료결과 출산 후 부적절한 산후조리로 인하여 냉기가
뼛속으로 침입한 고도 산후풍으로 판단되어
- 의료기공 치료로 몸 안의 찬 기운(냉기)을 배출시키고
- 뜸 치료
- 산후풍 치료한약
- 옻나무 엑기스, 유황

방법으로 6∼12개월 전후 치료를 권유함.

🦟 치료경과

약 12개월간 의료기공 치료 50회(25시간, 총 내원 50회),
뜸 치료, 치료한약, 체감진동요법, 유황 복용으로 산후풍
증상이 치료되어 치료를 종료하였다.

🦟 치료 후기

상기 환자분은, 04년 5월 둘째 출산 후 모유수유 중 찬

바람을 맞고 산후풍 증상이 발병하였다.

산후풍 발병 후 약 3년간 내과, 비뇨기과, 한의원 치료를 받아 약간의 증상 호전은 있었으나, 여전히 외출이 어렵고 땀이 줄줄 흐르며 소변을 보는 데 문제가 심하여 내원하였다.

약 12개월간 50회의 의료기공요법(25시간, 총 내원 50회), 치료한약 4개월분, 체감진동요법 등 산후풍 전문 치료 프로그램을 시행한 결과 산후풍 증상이 호전되어 치료를 종료하였다.

처음 내원 시 극도로 심한 산후풍 증상으로 인하여 안방에서 비닐을 치고 생활하면서 거실이나 화장실 출입도 쉽지 않았으며(땀 과다와 시린 증상으로) 외출 역시 매우 힘든 상태였으며 땀 과다 증상이 심하여 소변을 보는 데 문제가 발생하여 비뇨기과에서 치료를 받고 있었다.

12개월간의 장기간 치료 후에는 여행도 다니고 등산도 다니면서 정상적인 생활을 할 수 있게 되었다.

돌이켜 보면 정말로 길고도 힘든 치료과정이었다.

산후풍 증상이 호전되면 환자도 의사도 치료에 의욕이 생기며, 증상이 악화되면 산후풍이 나을 수 있을까 하는 의구심과 가족들의 걱정이 저자를 힘들게 하였던 기억이 있다.

그러나 증상이 너무나 심하고 일상생활이 어려우며 내원 전 3년간 할 수 있는 방법은 모두 동원하여 치료를 받았음에도 산후풍 증상이 잘 호전되지 않아 마지막 방법이다 생

각하고 의료기공 치료에 전념한 결과 치료 종료 시에는 일
상생활이 정상적인 수준으로 회복되었다.

산후풍 치료, 마라톤 경주와 같이 길고도 험한 여정인
경우도 많다.

13 | 중국 상해에서 내원한 산후풍 환자

(35세)
중국 상해에서 내원
초진일: 2008. 7. 24.

초진 시 증상

2008년 5월 25일 둘째 아이 출산 후 산후조리를 적절히
하지 못하여 산후풍 발병

- 땀 과다(머리, 등, 엉덩이, 얼굴)
- 무기력증
- 전신시림

치료대책

중국 상해에서 산후풍 치료를 위하여 1달간 시간을 내어 귀국한 관계로 적극적인 치료계획을 수립하여 일주일에 5일씩 집중 치료하기로 함.
* 의료기공요법 * 체감진동요법 * 침구요법 * 치료한약

치료경과

약 1개월간 의료기공 치료, 뜸 치료, 치료한약, 체감진동요법으로 산후풍 증상이 호전되어 치료를 종료하였다.

치료 후기

상기 환자분은 2007년 5월 둘째 출산 후 식은땀이 난 상태에서 찬바람을 맞아 산후풍 증상이 발병하였다.

08년 7월 24일 중국 상해에서 전화 진료를 통하여 일단은 산후풍 치료한약을 중국으로 택배로 보내드리고 실제 내원은 2008년 8월 7일이었다.

처음 진료 시 중국에서 한국으로 오는 비행기 안에서 에어컨 바람을 많이 맞고 놀라서 땀 과다 증상과 무기력증이 더욱 심해져 원장실 책상에 엎드려 진료를 받을 정도였다.

약 1개월간 26회(매일 내원, 내원시마다 1시간씩 치료)의

의료기공요법, 치료한약 1개월분, 체감진동요법 등을 시행한 결과 산후풍 증상이 호전되어 치료를 종료하였다.

중국 생활 중 산후풍 증상이 발병하여 마땅한 치료방법과 병원을 찾지 못하시고 고생하다 인터넷 상담과 전화 상담 후 치료에 자신이 생겨 아픈 몸을 이끌고 에어컨이 세게 나오는 비행기를 타고 어렵게 내원하였다.

다행히 1개월간의 집중적인 치료를 통하여 증상이 호전되어 편한 몸과 마음을 가지고 다시 상해로 돌아갔다.

14 중절수술 후 찾아온 산후풍으로 직장을 그만두었던 환자

(25세, 전라북도에서 내원)
초진일: 2007. 10. 12.

초진 시 증상

2007년 5월 임신중절수술(소파수술) 후 비를 맞고 젖은 상태에서 활동. 다음 날 물리치료를 갔다가 에어컨 바람을 오래 맞음. 산후풍 증상이 발병됨.

- 땀 과다(잘 때도 옷을 2~3번 갈아입음, 조금만 움직여
  도 땀이 흐르고 뜨거운 것을 먹을 때도 심하게 흐름)
- 두통이 심하고 머리가 지끈거림
- 한 번씩 몸에 열이 나면 하루 종일 열이 나고 온몸이
  쑤시며 뼈가 아프다
- 무릎 관절통증 - 움직이기 힘들다
- 열이 안 날 때는 손발 주위가 저리고 쥐가 자주 남
- 복통과 소화불량
- 무기력증
- 증상이 심하고 3개월간의 치료로도 증상이 호전되지
  않아 다니시던 직장을 그만둠

치료대책

진료결과 임신중절수술(소파수술) 후 몸 안으로 냉기(찬
바람)가 침입한 중등도 산후풍으로 판단되어
- 의료기공 치료로 몸 안의 찬 기운(냉기)을 배출시키고
- 뜸 치료
- 체감진동 치료
- 침구 치료

방법으로 2~3개월 전후 치료를 권유함.

치료경과

* 1회 기공 치료 후 – 몸살기운, 한기를 느낌, 발바닥이
  심하게 시림
* 4회 기공 치료 후 – 땀 증상 호전, 두통호전
* 8회 기공 치료 후 – 전신의 시림 증상과 통증이 개선됨
* 10회 기공 치료 후 – 땀이 줄어들고 편안함, 두통 호전,
  열나거나 쑤시는 증상 없어짐.

산후풍 증상이 치료되어 종료하였음.
1개월간 기공 치료 10회, 치료한약 1달분 복용, 침, 뜸
치료로 증상이 현저히 개선되어 치료를 종료하였다.

치료 후기

상기 환자분은 2007년 5월 임신중절수술 후 비를 맞고,
에어컨 바람을 맞아 산후풍 증상이 발병됨.
전형적인 산후풍 증상
 – 전신 관절통
 – 전신시림
 – 땀 과다
 – 무기력증

으로 내원하심.

1주일에 한 번씩 내원하여 2타임(1시간) 의료기공 치료와 체감진동요법, 뜸 치료를 집중적으로 받은 결과 초진 시 예상보다 빠른 증상호전을 보여 10회 치료 후 치료를 종료하였다.

산후풍 증상은 출산한 산모에게만 발생하는 질환이 아니라 임신중절수술이나 자연유산 후에도 적절한 조리가 없으면 발생될 수 있다.

특히 임신중절수술 후에는 심한 정신적 스트레스를 동반하기에 적극적인 조리가 중요한데 일반적으로는 주위 사람들에게 알리기 어려워 조리를 제대로 하지 못하는 경우가 허다하다.

임신중절수술이나 자연유산(계류유산) 후에도 반드시 최소 2~4주간의 적극적인 몸조리가 필수적이며 어혈 제거와 자궁기능 개선을 목적으로 한약을 복용하는 것이 좋다.

15 일상적인 외출이 불가능했던 극심한 산후풍 환자

(33세: 경상남도에서 내원)
초진일: 2007. 4. 13.

초진 시 증상

* 2001년 7월 9일 첫아이 출산 – 산후풍으로 한방치료

* 2005년 2월 13일 둘째 출산-산후조리원에서 찬바람 접촉, 산후풍 재발, 전신이 시림. 한약 4개월간 복용 후 7월에 증상 호전. 발바닥이 시린 정도

* 2006년 봄 – 울산에 바닷바람이 심한 곳에서 거주. 1달 넘게 심한 스트레스로 식욕, 기력 저하. 그 후부터 발, 다리 시림 재발. 한약 복용으로 다시 호전되었으나 자녀의 유치원 방문 시 에어컨 바람을 머리에 맞은 후 집에 와서 머리부터 발끝까지 시리기 시작하여 외출이 불가능한 정도로 산후풍 증상 다시 악화됨.

– 외출 시 머리가 시려 가까운 곳도 외출이 불가능하다

– 온몸이 시리고 차갑다

– 뼈마디가 시큰거리고 통증이 있다

– 치아도 시리다

- 바람을 맞으면 어지럽고 머리가 빙빙 돈다
- 찬바람 찬 기운을 견디지 못한다
- 머리에서 발끝까지 찬바람이 든 것 같다

2006년 봄부터 약 1년간 울산에서 한의학적인 치료를 계속하여 받아 왔으나 여전히 외출이 불가능할 정도로 증상이 호전되지 않아 본 한의원 내원하심.

치료대책

진료결과 전신으로 냉기가 침입한 고도 산후풍으로 판단되어
- 의료기공 치료로 몸 안의 찬 기운(냉기)을 배출시키고
- 침구 치료
- 체감진동요법
- 산후풍 치료한약

방법으로 6개월 전후 치료를 권유함.

치료경과

* 4회 기공 치료 후 - 두통증상이 조금 더 심해짐
* 16회 기공 치료 후 - 팔꿈치 어깨 엉덩이 발뒤꿈치 시

림, 아파트 문을 열어도 생활할 만하다

 * 30회 기공 치료 후 - 외출을 하여 절에 다녀옴
 * 35회 기공 치료 후 - 군데군데 아직도 시리고 바람이
   두렵다
 * 45회 기공 치료 후 - 날이 더워져 땀이 나면 시린 증
   상이 느껴진다
 * 50회 기공 치료 후 - 증상이 개선되고 생활에 그리 큰
   불편함이 없다
 * 약 5개월간 의료기공 치료 50회(25번 내원), 치료한약
   복용. 침구 치료로 증상이 현저히 개선되어 치료를 종
   료하였다.

치료 후기

상기 환자분은 2001년 7월 9일 첫째 아이 출산 후 산후
풍 증상으로 한약을 복용하여 치료되었으며 2005년 2월 13
일 둘째 아이 출산 후 조리원에서 찬바람에 접촉되어 전신
이 시린 산후풍 증상이 재발되어 4개월간 산후풍 치료한약
복용으로 7월에 증상이 호전. 발바닥만 시린 정도로 개선
되었으나 2006년 봄, 바닷바람이 심한 날씨에 1달 넘게 심
한 스트레스로 식욕, 기력이 저하되면서 다시 팔, 다리가
시리기 시작함. 다시 한약 복용으로 증상이 호전되었으나

자녀의 유치원을 방문하여 에어컨 바람을 맞은 후 집에 와서 머리끝부터 발까지 전신이 시리고 차서 외출이 불가능해짐.

처음 내원 시 남편분이 운전하고 두 따님을 데리고 지친 모습으로 내원하여 검사 및 진료 후 금요일에 치료받고 하룻밤을 서울에서 주무시고 토요일 오전에 치료받고 다시 울산으로 내려감.

그 후로 약 5개월간 1~2주에 한 번씩 내원하여 의료기공 치료와 다른 산후풍 치료를 적극적으로 받음.

특징적으로 바람을 맞으면 머리가 시리고 어지러워 외출을 못 하는 상태였는데 약 3개월 정도 치료를 받으시고 외출이 가능해져 동네분들이 "다 죽어가던 사람이 살아났다고" 표현함.

5개월간의 의료기공 치료와 치료한약 복용 및 여러 가지 산후풍 치료방법으로 증상이 소실되고 일상생활에 불편함이 없어 치료를 종료한 케이스이다.

1년 이상 매우 심한 산후풍 증상으로 외출도 못 하시고 매우 고생을 많이 하였으나 가족의 도움과 본인의 낫고자 하는 의지로 산후풍을 극복하신 환자다.

남편이 금요일 오전 근무를 마치시고 딸아이 둘을 데리고 환자와 함께 울산에서 서울까지 운전하고 와 부인께서 치료받으시는 동안 아이들을 돌보시고 치료 후에는 다시 울산까지 운전하여 내려가시는 과정을 무려 5개월 동안 별 다른 불평 없이 했던 것이 지금도 기억에 생생하다.

가족의 이해와 도움이 산후풍 탈출에 절실히 필요하다!

16 한여름에 겨울파카와 털목도리를 하고 내원한 산후풍 환자

(30세, 경북 구미에서 내원)
초진일 2006. 6. 20.

* 2006년 4월 22일 둘째 아이 출산
* 출산 후 3일간 입원, 3일 후 조리원에서 조리 시작, 3일 만에 샤워를 함
- 좌측으로 산후풍 증상이 느껴지고 며칠 지나서 전신으로 시리고 찬 기운이 돌기 시작함

초진 시 증상

- 머리끝부터 발끝까지 시리다.
- 우측 무릎이 구부려지지 않아 의자에서만 생활가능, 시리고 통증

– 으슬으슬 오한이 계속 들며, 가슴이 답답하고 위로는 열
  기운, 하체는 냉 기운
– 자고 일어나면 팔다리가 심하게 쑤심
– 6월 20일 한여름에 기온이 30도 이상 올라가는 상황
  에서도 환자분은 몸이 시려 겨울파카와 털목도리, 덧
  버선 차림으로 한의원에 내원함

치료

산후풍 증상 발병 후 구미에서 한약 복용, 침 치료, 뜸
치료를 받았으나 호전되지 않아 내원함. 일주일에 한 번 친
정 부모님과 자동차로 내원하여 1시간씩 의료기공요법과
체감진동요법 그리고 침구 치료 시행.

치료경과

20회 내원하여 치료받으신 후 전신에서 비 오듯 흐르던
땀이 멈추고 찬바람을 맞아도 시리거나 아프진 않아 치료
를 종료하였음.

치료 후기

처음 내원 시 환자는 한여름의 더위에도 불구하고 발에

는 털양말 그리고 덧버선, 긴 바지에 긴팔 옷 그리고 초겨울 파카 여기에 더하여 목을 감싸는 목도리까지 하고 구미에서 친정 부모님들과 내원하시었다.

워낙 더운 날씨에 중무장을 한 옷차림으로 지금까지도 기억이 생생하게 나는 산후풍 환자였다.

대중교통 이용이 쉽지 않아 친정아버님께서 직접 운전하시고 어머님께서 큰아이를 데리고 에어컨도 못 틀고 심지어 차 창문도 내리지 않은 상태에서 구미에서 서울까지 통원치료를 받았다.

한여름 산후조리원에서 옆방 산모가 찬물에 샤워를 하는 것을 보고는 찝찝함과 더위를 못 참고 샤워를 한 후 심하게 산후풍 증상이 나타났다.

여름철 산후조리, 다른 계절보다 더욱 세심한 주의가 필요하다.

안상원

약력

2009년 현재
- 대전대학교 한의과대학 교수
- 서울 청담인한의원 원장

#
- 단국대학교 부속고등학교 졸업
- 대전대학교 한의과대학 졸업
- 한방재활의학 박사
- 국립암센터 최고 연구자과정 수료
- 중국 상해중의학대학 부속병원 연수

중국 상해시 침구학회, 한방 재활의학회, 한방 비만학회, 한방 진단학회, 척추
신경추나의학회, 대한 노년의학회, 한방 기치료 연구회 회원, 한국 정신과학학회
종신회원

MBC 이재용 임예진의 기분좋은날 - 성장클리닉, 소아비만 패널
　KBS 생방송 세상의 아침 출연 - 소아청소년 성장클리닉
　SBS 스타가족 특종 - 한방 보양 음식
　SBS 창사특집 다큐멘터리 생명의 식탁 - 음식과 한의학
　SBS 모닝와이드 - 음식과 한의학
　[SBS스페셜] 잠의 반란 - 인생을 바꾸는 수면
　[SBS FM라디오] 김어준의 뉴스ⓝ조이 - 건망증
　[Q channel] 과학이 보인다 - 소리의 과학

조선일보 문화센터 - 성장클리닉 강연
그랜드백화점 문화센터 - 성장클리닉 강연
주간조선 - 난치성 두통과 어지럼증　　　시사저널 - 산후풍
행복이 가득한 집 - 산후풍　　　　　　월간 노블레스 - 소아비만
싱글즈 - 우울증　　　　　　　　　　스포츠 서울 - 산후풍과 기공 치료
월간 앙팡 - 산후풍　　　　　　　　[주간 Health Week] - 성장장애
[내일신문] - 산후풍을 예방하는 산후조리　[월간 haute] - 해독요법
[월간 여성조선] - 키 크기에 관한 진실 혹은 거짓

이메일: drilsan@naver.com
홈페이지: http://www.e-nature.co.kr(청담인 한의원)
전화번호: 02-3448-2075

올바른 산후조리와
산후풍을 탈출하는

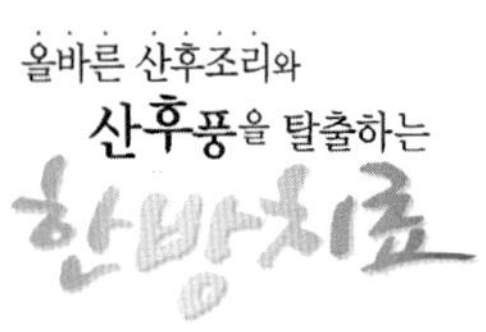
한방치료

초판인쇄 | 2009년 6월 15일
초판발행 | 2009년 6월 15일

지은이 | 안상원
펴낸이 | 채종준
펴낸곳 | 한국학술정보㈜
주 소 | 경기도 파주시 교하읍 문발리 파주출판문화정보산업단지 513-5
전 화 | 031) 908-3181(대표)
팩 스 | 031) 908-3189
홈페이지 | http://www.kstudy.com
E-mail | 출판사업부 publish@kstudy.com

등 록 | 제일사-115호(2000. 6. 19)
가 격 | 24,000원

ISBN 978-89-268-0041-6 08510 (Paper Book)
      978-89-268-0042-3 08510 (e-Book)

이담 books 는 한국학술정보(주)의 지식실용서 브랜드입니다.